研修医のための
精神科診療の
実際

福岡大学精神医学教授
西村良二 編著

株式会社 新興医学出版社

The Practical Guide to Clinical Psychiatry

EDITOR
Ryoji Nishimura

Department of Psychiatry
School of Medicine
Fukuoka University

© First edition, 2009 published by
SHINKOH IGAKU SHUPPAN CO., LTD, TOKYO.
Printed & bound in Japan

編　集

西村　良二　福岡大学医学部精神医学教室 教授

執筆者一覧（執筆順）

正化　　孝	福岡大学医学部精神医学教室, 朝倉記念病院
松下　満彦	福岡大学医学部精神医学教室
吉田　公輔	福岡大学医学部精神医学教室
西村　良二	福岡大学医学部精神医学教室 教授
黒木　俊秀	国立病院機構肥前精神医療センター 臨床研究部長
矢野　里佳	福岡大学医学部精神医学教室
池田　静子	福岡大学病院精神神経科 看護師長
真名子みゆき	九州大学病院精神科 精神保健福祉士
富山　優子	福岡大学医学部精神医学教室 作業療法士
田中謙太郎	福岡大学医学部精神医学教室
田村　賢二	福岡大学病院医療安全管理部
平川　清人	福岡大学医学部精神医学教室
二宮　英彰	福岡県立精神医療センター太宰府病院 院長
衞藤　暢明	福岡大学医学部精神医学教室
藤内　栄太	福岡大学医学部精神医学教室
塚田　淳也	福岡大学医学部精神医学教室
永井　　宏	福岡大学医学部精神医学教室
浦島　　創	福岡大学医学部精神医学教室
蛭田　博行	福岡大学医学部精神医学教室
尾籠　晃司	福岡大学医学部精神医学教室

まえがき

　本書は，精神科臨床の実践的な手引きです．1人の人間を生物学的，心理学的のみならず社会的にも理解して治療を進めていくというスタンスをとっています．読者は，読み進むうちに，「治すこと」，「癒すこと」，「よりよく生きること」という大切な3つのことが語られていることにお気づきになることでしょう．

　「治す」方法としては，最初に薬物を中心とした治療が考えられます．新しく進歩した生物学的精神医学の成果です．本書をガイドにして，さまざまな精神症状に対して薬物療法ができるようになると思います．

　しかし，精神科を受診する患者さんは症状が軽くなることを求めていますが，それだけでなく，現実の生活の中での葛藤や不安，不満や怒り，罪悪感，自己疑惑などに苦しみ，自分というものを医師との関係性を通して見つめなおしたい，もしくは癒されたいという気持ちを抱いています．自然，精神療法が必要になりますが，本書の特徴の1つがここにあります．面接の進め方（診断面接，治療面接）を詳しく述べている点です．面接技術は，対人関係を扱う仕事の領域では，とても重要であることは言うまでもありません．苦悩をもった人たち，病める人たちを理解し，援助していくときに必要な技術です．3つ目は，よりよく生きる技術を身につけるためのデイケアや，作業療法などです．コメディカルスタッフとチーム医療を行うのです．これらの3本柱が本書の骨格となっているといっても過言ではないでしょう．

　さて，本書は前期研修医（2年目）だけでなく，これから精神科を自分の専攻として選び，精神科臨床に深くかかわっていこうとする方々や，実地医家，コメディカルの方々に読まれる本としても役立つように工夫しています．さらには，いろいろな診療科で，それぞれの専門的な臨床に携わる医師にも，受け持ちの患者さんたちのなかに心の問題を抱えた方もいらっしゃることでしょう．そういう患者さんへの接し方や，精神科への上手な紹介の仕方など，お役に立てると思います．

　本書は学術的であることよりも，少々思い切って実用的な内容にしています．最新の研究論文の引用も控えめにして，むしろ，もう少し深く勉強したいという方のための参考書的なものを文献として紹介しています．以上，本書の特徴を述べましたが，本書が医療に携わる多くの方々に広く読まれ，活用されることを心から願っています．

福岡大学　西村良二

目 次

まえがき

1 精神科面接 ―――――――――――――――――――――――― 1
    A. 一般的な医学的面接と精神科面接との違い ………… 1
    B. 診断面接と治療面接 ………… 2
    C. 面接にあたって気をつけておかねばならない基本的な事柄 ………… 2
    D. 面接時に気をつけておいたほうがよいこと ………… 4
    E. 面接の場の雰囲気を形作るもの，またはそれに影響を与えるもの ……… 4
       まとめ ………… 5

2 予診と現症 ―――――――――――――――――――――――― 6
    A. 導入 ………… 6
    B. 病歴 ………… 6
    C. 精神的現在症 ………… 9
    D. 面接を終わるにあたって ………… 10

3 患者心理の理解 ―――――――――――――――――――――― 11
    A. 初診時において ………… 11
    B. 外来治療において ………… 12
    C. 入院治療において ………… 13
       まとめ ………… 14

4 精神療法 ――――――――――――――――――――――――― 15
    A. 精神療法の定義 ………… 15
    B. なぜ精神療法は効果があるのか ………… 15
    C. 精神療法の種類 ………… 15
    D. 神療法の実際 ………… 16
       まとめ ………… 19

5 薬物療法 ――――――――――――――――――――――――― 20
    A. 基本の考え方 ………… 20
    B. 主な副作用 ………… 21

C. 薬物療法開始時の心得 …………………………… 21
　　　D. 向精神薬の分類 …………………………………… 23
 6　心理検査 ──────────────────────────── 25
　　　A. 心理検査についての留意点 ……………………… 25
　　　B. 心理検査の使用の実際 …………………………… 25
　　　C. 心理検査の種類 …………………………………… 27
 7　精神科看護師の役割 ──────────────────── 31
　　　A. 精神疾患患者をどのように理解するか ………… 31
　　　B. 看護の実際 ………………………………………… 32
　　　C. コミュニケーション技術 ………………………… 33
　　　D. 安全と事故防止 …………………………………… 34
　　　E. 自殺・自傷の予防 ………………………………… 34
　　　F. 安全の確保と人権擁護 …………………………… 34
 8　精神保健福祉士の役割 ─────────────────── 36
　　　A. 精神保健福祉士とは ……………………………… 36
　　　B. 各機関でのPSWの役割 ………………………… 36
　　　C. PSWによる支援 ………………………………… 37
 9　精神科作業療法 ────────────────────── 39
　　　A. 作業療法とは ……………………………………… 39
　　　B. 精神科における作業療法の目的と役割 ………… 39
　　　C. 精神科作業療法の実際 …………………………… 40
　　　　 まとめ ……………………………………………… 42
10　精神科デイケア・リハビリテーション ─────────── 43
　　　A. 精神科リハビリテーション ……………………… 43
　　　B. 精神科デイケア …………………………………… 44
11　精神科医療に関する法律 ────────────────── 46
　　　A. 精神保健福祉法 …………………………………… 46
　　　B. 精神科での入院形態 ……………………………… 48
　　　C.「医療観察制度」…………………………………… 50
12　社会資源の利用 ────────────────────── 51
　　　A. 医療費負担を軽減するための制度 ……………… 51
　　　B. 生活を支援するための制度 ……………………… 52
　　　C. 就労を支援するための機関や制度 ……………… 53
13　精神科当直 ──────────────────────── 55
　　　A. 当直帯における外来患者・電話相談時の対応 … 55

まとめ ……………………………………………………………… 60
14　精神科救急 ─────────────────────────── 61
15　自殺行動に関する精神医学的評価とケア ──────────── 65
　A. 自殺のリスク評価：予測される自殺の防止（Prevention）……… 65
　B. 自殺未遂者への対応：自殺企図の後の介入（Intervention）…… 66
　C. 自殺が起こった時：自殺のポストベンション（Postvention）…… 67
16　統合失調症 ─────────────────────────── 69
　A. 概念 ……………………………………………………………… 69
　B. 疫学 ……………………………………………………………… 69
　C. 原因 ……………………………………………………………… 69
　D. 症状 ……………………………………………………………… 69
　E. 診断 ……………………………………………………………… 71
　F. 治療 ……………………………………………………………… 72
　G. 経過と予後 ……………………………………………………… 72
17　感情障害 ──────────────────────────── 74
　A. うつ病 …………………………………………………………… 74
　B. 双極性感情障害（躁うつ病）………………………………… 76
18　神経症の診療の実際：不安障害と解離性（転換性）障害 ───── 79
　A. 神経症の診断 …………………………………………………… 79
　B. 神経症と不安 …………………………………………………… 81
　C. パニック発作への対応 ………………………………………… 81
　D. 神経症の薬物療法 ……………………………………………… 82
　E. 神経症の精神療法 ……………………………………………… 83
　　　まとめ ……………………………………………………………… 84
19　身体表現性障害 ───────────────────────── 86
　A.「身体表現性障害」という疾患のあらまし ………………… 86
　B. 精神科以外の場面での身体表現性障害に対する対応ポイント …… 86
　C. 精神科における治療について ………………………………… 88
　　　まとめ ……………………………………………………………… 89
20　パーソナリティ障害─境界性パーソナリティ障害を中心に─ ── 90
　A. 概念と病態 ……………………………………………………… 90
　B. 診断と鑑別 ……………………………………………………… 90
　C. 経過と予後 ……………………………………………………… 91
　D. 治療 ……………………………………………………………… 91
　　　まとめ ……………………………………………………………… 93

21　アルコール関連精神障害 ——— 94
　　A. アルコールを巡る社会的背景 ……………………… 94
　　B. アルコール関連精神障害 …………………………… 94
22　リエゾン・コンサルテーション ——— 98
　　A. 概念と歴史 …………………………………………… 98
　　B. 総合病院における精神科医の役割 ………………… 98
　　C. よく遭遇する精神症状 ……………………………… 98
23　精神科医に求められる緩和ケア ——— 102
　　A. がん医療の現状 ……………………………………… 102
　　B. がん患者の薬物療法 ………………………………… 102
　　C. がん患者に対する精神療法 ………………………… 103
　　　 まとめ …………………………………………………… 104
24　発達障害（特にアスペルガー症候群）と注意欠如・多動性障害について ——— 105
　　A. アスペルガー症候群 ………………………………… 105
　　B. 注意欠如・多動性障害 ……………………………… 107
　　　 まとめ …………………………………………………… 109
25　老年期の精神科臨床：認知症とうつ病 ——— 110
　　A. 認知症の概念と診断 ………………………………… 110
　　B. 認知機能の検査 ……………………………………… 110
　　C. 認知症の原因疾患 …………………………………… 110
　　D. 認知症の治療 ………………………………………… 112
　　E. 老年期のうつ病 ……………………………………… 113

　　索引 ……………………………………………………… 115

1. 精神科面接

福岡大学医学部精神医学教室，朝倉記念病院　正化　孝

　ここでは最初に一般医療における面接と精神科面接との違いについて説明し，まずは精神科面接がどのようなものであるかということを頭に思い描いた上で，実際に面接を行う際に気をつけておいた方がよいことや面接に影響を与える事柄などについて，基本的なことを説明していきたいと思う。

A. 一般的な医学的面接と精神科面接との違い

　職業的な面接は，その職業が何であろうと，何らかの援助を与えることを期待されている。医学全般についてもそのことは当てはまる。一般的な医学的面接では，患者には自分の苦しみや痛みを軽くしたい，消し去りたいという希望や目的があり，それが明確なことが多いので，患者は自分自身をさらけだし，必要と思うことすべてを語ろうとする。このプロセスは，医師患者関係の"守秘性"があるので，さらに促進される。医師を援助してくれるものとみている限り，患者は自分の困難や問題に関係していると思っていることは何でも，かなり自由に話すものである。その結果，医師は患者の話すことを聞くだけで，患者の苦しみや痛みについて，かなりの情報を得ることができる。

　一方，精神科面接は，一般的な医学面接とは多くの点で異なっている。精神科医や心理療法家は，対人関係の分野の専門家と思われているので，患者は面接者に"共感的な聞き手"以上のことを期待してしまうことがある。一方，普通の医学的面接では，患者は自分の意志で来るのであるし，患者だから協力的で

あるのは，当然のことと考えられる。精神科の場合は面接を受ける人が必ずしも自分の意志で相談に来たわけではない場合もあることに注意しておく必要がある。

　精神医学的分野以外での医学的面接も，もちろん，病歴をとることを強調しているが，その目的は，正しい診断をし，適切な治療を押し進めるため，必要な情報を得ることである。そして面接では，主訴，現病歴，既往歴，家族歴が聞かれる。患者の個人的な生活史については，もし，それが現病歴に関係する可能性があれば重要視されるが，一般に，そのような個人的な生活史についての情報は，患者の述べる病歴からはほとんど抜け落ちていることが多く，もしくは非常に簡単なものですまされる。

　それと比べると，精神科医療従事者は，患者の症状や発病の時期，それらを説明する患者の生活上の重要な要因に強い関心を抱いている。そのため，現病歴とともに患者の生活史全体に積極的に注目し，診断や治療のために役立てようとする。

　一般医学の患者は，自分の症状を述べることは，医師が病気の理解をし，効果的な治療をするのに役立つと考えている。それで，彼は病気に関係のありそうなことは何でも医師に進んで話し，理解してもらおうとする。ところが，精神医学的な症状は，そのものに自我の防衛機能を含んでおり，無意識の心理的葛藤を象徴していることがある。症状が出現することによって，これらの葛藤が意識されずにすんでいる場合もある。したがって葛藤に気づくことから自分自身を防衛している程

度に応じて，患者はこれらを面接者から，もちろん自分からも隠してしまう。すなわち，精神科の患者は，苦痛を減らすために自分自身を率直にさらけだそうという動機をもつ一方で，もっとも内部の感情や心理的障害の根本的原因については隠そうとする動機も同時にもっているのである。

　自分の防衛の下に隠れているものをみることには恐怖を伴うので，もちろん，その恐怖は隠しておこうとすることに関係してくる。しかし，誰しも自分が他人にどういう印象を与えているのか，どう思われているのかには関心があるものである。心理療法家や医師はしばしば，患者の心の中で，患者の両親などの生活史上重要な人物の象徴となることが多いが，その結果として，医師の反応は，患者にはとても重要となる。患者は誰しも，医師から好意を，そして場合によっては尊敬を得たいと願うものである。もし，ある患者が，自分のパーソナリティにあまり褒められない点があり，それが自分の病気と関係しているのではないかと思っているとする。その場合，患者が自分自身を率直にさらけだそうとしても"軽蔑されはしないだろう，嫌われないだろう"と確信できるまでは，そのような話を切り出せないのは当然のことである。

　以上のようなことから精神科面接では，一般の医療面接では普通は問題にならないような部分への目配りが必要となることがわかる。

B. 診断面接と治療面接

　医療では，患者の主訴を聞き，必要な情報を集め大まかな見立てをたて，診断のために必要な検査を行い，まずは確定診断をつける。しかる後にその診断に従って適切な治療法を選択し，治療へと移行していくという流れが一般的である。

　そのため，精神科でも診断面接と治療面接を人為的に区別しようとされることがあるが，これには注意が必要である。実際のところ，精神科面接の場合，ただ診断するだけのために行われる面接は，"自分はモルモットにされている"という感じを患者に与え，自分の問題を率直に明らかにしようとする気持ちを押さえてしまうことになる。面接がうまくいっているという指標は，理解しているという感情の共有を，どの程度まで患者と面接医が発展させているかということにある。これは，安心づけの言葉を与える，あるいは助言を与えることと誤解されることがある。たとえば「くよくよしないで」，「なあに大丈夫ですよ」という言葉かけは，安心づけではあるが，理解ではない。「○○○については，あなたがどんなにすまないと感じているかということが私にはよくわかります」という言葉かけや，患者が狼狽している状況を正確に指摘する言葉こそが大切であるし，それが，理解されている，あるいは理解しようとしてくれているという感情を伝えるものとなるのである。患者を理解しようとすることに的を絞った面接は，精神病理を見つけ出そうとする面接よりも，ずっと診断にも役立つ情報が得られるものである。そしてそれは患者との治療的な関係を自然に形作ることにもなり，その後の治療関係の礎となるものである。したがって，初期の面接は診断を下すための情報収集としての側面も大きいが，その中ですでに治療関係は始まっているものなので，臨床の現場では診断面接と治療面接とを区別して面接に臨むという意識は実際的ではないのである。

C. 面接にあたって気をつけておかねばならない基本的な事柄

　精神科面接には上記のように一般科とは基本的に異なる特異性がある。

　精神医学は対人関係の学問であるとされる

が，その目的は治療にある。面接では，対人関係の生じている面接の現場のさなかで，そこで患者と治療者の間に起こっていることをきちんと観察し把握しながら，それを患者との治療的な関わりに活かし，また，それによって生じるお互いの変化についても自覚的にしっかりと観察をし，それをまた治療に活かしていく，ということを絶えず繰り返していく。

そのような作業を行っていく際，知っておくとよいと思われることを以下にいくつか挙げてみる。

1. 最初の面接から治療は始まっている

初回面接では情報が全くないこともある。診断をつけ，見立てをたてねばならないというプレッシャーや気負いもある。診断に必要な情報を求めたいという気持ちが特に強く働きがちである。しかしだからといって診断に有用な情報を得ることに夢中で，先述のような「モルモット」のような感じを患者に抱かせてしまっては，その後の治療が成り立たない。往々にして最初に患者の言っていたことは，防衛や恐怖が働いているため，真実の一側面だけを語っていることが多く，嘘とは言えないものの，不足があったり誤解の種となるものであったりすることがある。それをその後の面接でお互いに共有できる形で確認しながら内容を豊かにしていく必要があるのだが，そういったことが困難となる。それはすでに「モルモット」のような感じの関係で治療が始まってしまっているからである。

最初の段階では，患者に出来るだけ自由に話してもらい，患者の意識の流れを遮らないようにするのがよい。情報は後で整理できるし，無駄なものはない。逆にあまりにこちら側の関心に従って面接を進めてしまうと，患者は話を聞いてもらったという感じがしないし，情報も限られたものになりがちである。まずは，患者の話の内容も聞きながら，話の内容だけではなく，この人はどんな人だろうか？　話しをまとめる力は？　感情の安定性は？　周りにどれくらい気を遣っている？　緊張は？　怒ってはいないか？　いらいらしていないか？　といったようにその人の存在の様子を感じながら全体的な像を大まかにでも把握していくようにして話を聞くと，厚みのある患者像が得られ，話の内容の情報だけではなく，その人との関係がこれからどんなものになるだろうかという関係性の感触や予感を得ることが出来る。

患者との関係を無視して治療を行うことは出来ない。最初に出会ったときから関係は始まるので，そのときすでに治療も始まってしまっていると言える。しかもそれは，患者・治療者関係という，特殊な人間関係である。

2. 面接（治療行為）の侵襲性

身体的な検査や治療を行う際，その行為の侵襲性は目の前に明らかであることが多いため，それをあらかじめ患者に伝えることができ，また，その痛みを想像したり共感しようとしたりすることも比較的簡単であると思われる。侵襲的な行為を気づかずにしてしまったり，共感が大きく的外れとなってしまったりすることは少ないだろう。精神科の場合にはそれほど目に見えてはっきりとはしないため，評価は難しいがやはり面接の中での働きかけや治療行為が患者に侵襲的に働く可能性も考慮しておく必要がある。これは患者のパーソナリティや病気の質にもより，簡単には一般化はできない。そのため，より一層個別的に注意しながらそのことについて考慮し，反省する必要がある。また，精神科面接では共感したつもりが全く的外れになることもあり得る。いずれにせよ患者との関係を測りながらフィードバックを絶えず行いつつ治療を見据えて働きかけていく必要がある。その際，医療者にとっては当たり前のことでも，患者

にとってはそうでないことがあることはいつも心に留めておかねばならない。

3. 臨床すること

面接は治療の現場である。治療するためには現場にいなくてはならない。そして、そのとき自分がどのように現場に、すなわち患者のそばに居るのか、居させてもらっているのか、そしてその様子や関係の有様を把握していること、あるいは理解しようと努め続けることは重要である。治療のためには臨床することが必要である。また、精神科臨床の精神療法の治療法や理論というもののほとんどが、患者との関係を精緻に把握し理解して治療に活かしていくために生まれたものであるとも言える。面接の場とはそうした修行の場であり、患者のそばに居続けるための自覚、注意、工夫、知識、技術を自分の体で学んでいき、また、それを活かしていく場所である。

D. 面接時に気をつけておいた方がよいこと

1. 相手からも見られている、聴かれているということ

自分がどのように相手に見えているかを想像することは大切である。年齢、服装、立場、性別など、その人なりの自然さ、ふさわしさというものがあり、なかなか背伸びは出来ないものである。相手から見えているその姿を想像しつつ関与していくことが重要である。患者からあまりにも奇妙な存在としてとらえられていること、また、実際以上に理想化されている場合などは、それ自体が患者の病理の現れであることもある。逆に医者のあり方としては、たとえば、モヒカン頭の精神科医がどのように存在できるか、また、白衣を着るか着ないかで何が違うかなどについて思いめぐらしてみると面白い。

2. 自分が言った内容よりも相手がどう聞いたか、理解したか

精神科でもインフォームド・コンセントは重要である。むしろ精神科の臨床は治療契約をその都度確認しながら進めていくので、インフォームド・コンセントの連続であるとも言える。その際大切なことは、その説明はコミュニケーションとして成立しているか、そして相手にはどう理解されたか、ということである。学術用語や難しい言葉を多用して相手を迷子にしたまま先へ進んでいくというのはもってのほかであるが、説明を尽くしてもなかなか十分に理解してもらえないこともある。そのようなときには、相手が、実際にはどのように受けとめ、理解しているかを知るように努める必要がある。

3. 相手が言ったことを理解できているか

また、相手が言ったことをどの程度自分が理解できているかに関心を持ち続けることも大事である。統合失調症の患者では言語新作がみられることがあるが、普通に使われた言葉のようでも微妙に意味が違う場合もある。相手が使う言葉と自分の言葉の意味が本当に同じであるかということにも留意して話を聞く必要がある。

コミュニケーションや他者理解には思い入れ、思い込み、誤解がつきものである。しかしそれは他者理解の原動力ともなるものである。すれ違いや誤解の可能性を常に意識し、すれ違っても早めに気がつくようにありたいところである。

E. 面接の場の雰囲気を形作るもの、またはそれに影響を与えるもの

いろいろと思いめぐらして想像してみると面白い。そういった事柄をいくつか挙げてみる。

1. 面接の場のしつらえ

　まずは相手との位置関係。お互いの距離が近いか離れているか。視線の位置の高さの上下の位置関係など，顔を合わせたときからそれなりの関係が始まっている。また，座るとすれば，向き合って座るのか，同じ方向を向いて座るのか，90度の角度で座るのかなどの位置関係によっても，緊張の度合いや気分は変わるものである。たとえば向き合って座るだけで，何か重要な話し合いや，決断の必要なことがこれから始まるのだという気分になる。さらに座る椅子は固定式か動かせて距離を調節できるものかといったことも無視できない。これらのことは，いつも患者さんが位置している場所に自らの体を同じように置いてみて，患者さんになったような気分で眺めてみると，多くのことを実感できる。たとえば固定式の椅子に座ってロールプレイをしてみると，気分によっては距離の遠さをもどかしく感じたり，逆に近すぎると窮屈で圧迫感を感じたりと，いずれにしても不自由な感じを感じとることが出来るだろう。物理的な位置関係がお互いの気分に与える影響は想像以上に大きいので，時々患者さんの椅子に座って面接を振り返ってみるのもよい。

2. ことば

　精神科面接でも言葉によって意思の伝達やコミュニケーションを行おうとする。そこで注意すべきは口に出した言葉の意味内容である。コミュニケーションについては，バーバルコミュニケーションとノンバーバルコミュニケーションとにわけて論じられることがあるが，バーバルといっても対話において純粋に言葉の意味だけが伝わるものではない。それとともに言葉の口調，声の強さ，強弱などといった多くの情報が感情的な色彩を伴って伝わるものである。したがって相手にメッセージとして受け取られる意味内容の総量は，言葉の意味だけよりももっと豊富なものとなる。そしてむしろ純粋な言葉の意味よりも，それに付随する情報の方が関係性に与える影響としては重要となることが多い。そこで，言葉をバーバルなものというよりも，体から発せられたボーカルとして捉えなおしてみると面白い。お互いのボーカルの響きが関係性のバックグラウンドを支えており，その上でバーバルな言葉のやりとりが成立していることがわかる。逆にそこに乖離があるような場合，治療者がそれを自覚していないと，関係は大変錯綜したものとなる。

まとめ

　精神科面接について，一般医療における面接との違いについて説明し，その上で，実際に面接を行う際に気をつけておいた方がよいことや面接に影響を与える事柄などについて説明を加えた。

　精神科の治療でどんな治療を行うにしろ，面接をする必要がなくなるということはないと思われる。したがって面接における基本的な事柄について自覚的であろうとすることは，どのような治療を行う際にも，その治療の質を上げることにつながると思われる。

参考図書
1) 西村良二：心理面接のすすめ方．ナカニシヤ出版，1993．
2) 土居健郎：方法としての面接――臨床家のために．医学書院，1992．
3) 神田橋條治：追補　精神科診断面接のこつ．岩崎学術出版社，1995．
4) 神田橋條治：精神療法面接のこつ．岩崎学術出版社，1990．
5) 笠原　嘉：精神科における予診・初診・初期治療．星和書店，2007．
6) サリヴァン HS：精神医学的面接．みすず書房，1986．

2. 予診と現症

福岡大学医学部精神医学教室　松下満彦

　予診とは，診察の前に患者および付き添っている人たちから問題となる症状のあらましを聞き，実際の診察の助けとする作業である。予診とはいえ患者にとっては精神科面接のはじまりであることを考え，治療へのよい導入となるように面接をする必要がある。また，言葉で語られた情報だけでなく，観察した情報も含めてまとめることが重要である。予診といっても本診と共通する部分が多いことは言うまでもないし，第1章での面接のこころえ，第3章の患者心理の理解を考慮しながら面接をすすめることが大切である。以下に手順に沿って注意点をまとめる。

A. 導入

　まず，待合室に行き，
　「○○さん，□□室へどうぞ，お入りください」と招き入れる。このとき，待合室での患者の様子を観察しておくことは重要である。
　診察室に招き入れたときの患者や付き添いの様子もよく観察しておく。
　「○○さん，私は研修医の△△といいます。はじめまして。今からお話を伺わせていただきます。どうぞ，お座り下さい。」
・名前はフルネームで患者の確認を行う。付き添いの人の名前と関係を聞く。
・予診であるため後に上級医がこの予診の病歴をもとに診察することを伝えておく。
・予診の予定時間を前もって告げておくとよい。
　予診をとる時は，予定時間の許す限り具体的に話を聞くようにし，まず，本人・家族が重要であると思う事柄から聞いていく。重要な問題が話されたと判断してから，補足的な質問をするのがよい。

B. 病歴

　病歴は以下の内容を聞いていく。

1. 主訴

　患者が今回の診察を受けることになった中心の症状である。
　精神科の場合，以下のような問いは特に重要である。
　「どういうことで病院へ来られたのですか」
　「あなたの困っていらっしゃる問題は何でしょう」
　これに対する返事を患者の言葉のままに，そのまま用いて記録しておく。
例：ある患者は，現在，ある病院に入院中だが，当科外来を初診し，「私の主治医は私を人体実験のモルモットにしている」と訴えた。
　この場合，
・主訴：「入院先の主治医は私を人体実験のモルモットにしている」
と記録しておく。
　これに関して，面接者が"これは被害妄想に違いない"と判断し，
・主訴：「被害妄想」
と記載するのは誤りといえよう。患者の訴えをすぐに精神医学的用語に翻訳するのは待たなければならない。被害妄想の可能性も高い。しかし，この段階では憶測してはならない。

もし，どうしても記載したいのであれば，
・主訴：「入院先の主治医は私をモルモットにしている（被害妄想の可能性）」
と記載してもよい。

また，同伴した家族からも受診した理由を聞く必要があり，しばしば，患者の訴えと異なることがある。こういった場合には，
「この頃，訳の分からないことをぶつぶつ言っている」（母親）
など，そのままの言葉で記載するほうがよい。

2. 受診動機

どういう理由で，○○病院の精神科外来を選んで，受診することになったのかについて詳細に問う。
「今日こちらの病院に来られた理由を教えていただけますか」
また，それが誰の意向であるのかを確認しておく。本人の意思でなく，同伴者の意向で受診することも多い。受診動機は，精神科の場合は治療契約にも影響する。精神科疾患の場合，病識や病感の乏しさのために，患者自身は「診察をしてもらう」とか「治したい」という認識の乏しさがみられるからである。さらには，症状があるけれども，精神科の病気と診断されることへの怖れや精神力が弱い人間だと思われるのではないかという不安のために，しぶしぶ受診していることも多い。

その他，多くの患者は，精神科受診に至る前に，さまざまなところで相談にのってもらっている。たとえば，病院やそれ以外のところで，どのような説明を受け，どのような行動をしたかが重要である。

3. 現病歴

現在の病気に関連して最初の変化がみられた時期，その時期から受診に至るまでの記述である。時系列に沿って症状を記載する。また，経過中のさまざまな時期に，周囲の生活状況との関連で示した患者の反応を記しておく。主訴のところで説明したように，「幻聴」「妄想」などの精神医学的な用語を使わずに，たとえば，
「学校で鼻すすりや咳をされると不快であることを知っていて，自分を苦しめるためにわざとしている」
このように具体的に書いてあるほうが，患者の微妙に異なった特徴を表すことができ，精神症状の質がはっきりとわかる。また，現在の病気に関連して，治療を受けたことがあるなら，その治療効果の程度や中断の理由を書いておく。そして，家庭生活，社会生活での患者の対人関係に変化があれば，それらも聞いておく。

1）時間的な経過

始まりの症状はとりわけ重要な意味をもっていることが多い。発症の時期，症状の持続期間や頻度，そして時間経過（よくなってきていますか，悪くなってきていますか，それとも同じくらいですか）を聞く。患者の症状を明確にし，組織だてて理解する。
「それはいつですか？」「次に何が起こりましたか？」や「それから？」
は，時に思わぬ重要な情報を得ることにつながる。

2）状況

「それが始まった時，あなたはどこにいましたか？」
症状は場所，ある活動，ある人などとの関係で発展する。これらの要因を理解することは，患者の生活や症状の背景を理解するのを助ける。

3）増悪因子と軽減因子

「あなたの症状を少しでも楽にする，何かやり方がありますか？」
などの聞き方をする。これらの因子をつかんでおくことは治療を進める上で大変重要であ

る。

4）関連する症状

精神症状は，必ずいくつかの症状がセットとなってあらわれる。実際の臨床においては，5，ないしは10くらいの症状がセットになっていることが多い。精神現症としての，あるまとまった形をつかむことが大事である。また，精神科の症状は，症状そのものに自我の防衛を含んでいるし，無意識の心理的葛藤を象徴していることを忘れてはならない。

4. 家族歴（家族力動）

一般的な家族歴としては，家族の中に精神疾患，とくに統合失調症，双極性障害，神経症，てんかん，発達障害，アルコール症などといわれた人はいなかったか，近親結婚の有無などを聞く。また，精神科の家族歴では家族力動を得ることも大切である。そのためにはこれらの話を広げていく必要がある。たとえば，

「先ほど御両親のことを話されましたね。もう少し御両親について話していただけませんか」

このような話の差し向け方をして，父親および母親がどのような人であるのかを詳細に聞き，また同胞や，できれば親戚についても，氏名，年齢，性別，職業，居住地，連絡状況，生死など詳細に記録しておく。このとき，"この患者が誰を最初に述べるか"あるいは"反対に，家族の中で誰がなかなか話題にあがらないか"など，家族と患者とのかかわりの様子を知っておく。

5. 生育歴および生活歴

「あなたのこれまでの生活を聞かせてくれませんか」

というような聞き方で患者の人生を経過に沿って聞きまとめる。ストーリを読み，患者の個人的な人となりをよくつかんだ生活歴にすることが肝要である。そのためには，人生のそれぞれの時期の重要な出来事や，それらに対する患者の対応を聞き出す。また，その時，家族や周りの人々はどのように動いたかを取り上げることが重要である。

また，生活歴を聞いていく途中で，患者の元の性格が浮かんでくるものであるが，それを確認する作業も行う。

性格について問うことは，なかなか難しいことである。

「あなたの人柄を知りたいのですが」
「あなたのひととなりを話してください」
といった問いかけをするが，

「ふつうです」
という返事しか戻ってこないことが多い。こうしたときは，

「あなたの友達（両親・配偶者）は，あなたの性格をどういうふうに見ているようですか」

と尋ねたりする。その人らしさを具体的に示すようなエピソードを2,3聞いておくことも大切である。

しばしば，客観的にみた性格と本人の認識のズレも重要な情報である。患者の行動特性（その人らしさ，人柄），あるいは病前性格を聞いておく。たとえば，

・無口，気むずかしい，人づきあいがよくない，疑いやすい，超然としている（統合失調気質）
・陽気，交際がひろい，楽天的，世話好き，くよくよする，気分の波がある（循環気質）
・しつこい，くどい，頑固，かんしゃくもち，整頓好き，形式ばる（てんかん気質）
・内気で苦労性，自分のことを気にする，自信がない，遠慮するが人嫌いでない（神経症性性格）
・几帳面，こり性，熱心，徹底性，融通がきかない，責任感が強い（執着気質）

・わがまま，派手ごのみ，人目に立つことがすき，大げさ，好き嫌いがひどい（ヒステリー性性格）

これらは精神症状の成り立ちを理解したり，予後を判断したりするのに役に立つ。しかし，「無口ですか」，「気むずかしいですか」と読み上げて，「はい」，「いいえ」と答えてもらうようなやり方は，つたないやり方である。

6. 既往歴

本人および重要な人，特に親の大きな疾患について聞いておく。精神科の治療歴についても聞いておく。
「これまでに同じような症状があったことは？」
「精神科の病院かクリニックへ行かれたことがありますか？」
などと聞いてよいだろう。また，出生時の状況，発達の遅れはなかったか。学童期の健康状態，ひきつけや失神はなかったか。喘息やアトピーはなかったか。保育園・幼稚園あるいは学校への入学，第二次性徴，初潮の発来，その後の月経の程度や感情の変化の有無，更年期障害の有無，事故，外傷，病気，手術，入院などは重要である。これらについて，患者はどのように反応したかも大事である。この他，治療歴，過去の薬物歴，アルコールやタバコ，アレルギーの既往やそれらの変化も重要である。

7. 現在の生活状況

患者の家族，住居のありさま，社会的な関係，仕事そして家計の状態について聞いておく。また，最近生じたストレス，死別体験，喪失体験，患者のそれらの出来事に対する反応なども聞いておく。

C. 精神的現在症

精神症状を記録するための項目について述べておく。

1. 態度，行動，表情

統合失調症では態度や行動にぎこちなさがみられ，緊張し，表情が硬く，冷たいようにみえる。

興奮や緊張状態，あるいは昏迷などがみられる時，患者からは，その体験を聞き取ることは難しい。このような場合は，断片的な言語や，衝動的な行動などから，異常体験の有無を推測する。

うつ病，躁病にもそれぞれ特徴的な態度や行動，表情などがある。うつ病では，表情は沈み，悲しそうにみえ，動作もゆっくりで，声も小さい。逆に，躁病では，横柄な態度で，尊大，活動性も亢進しており，大きな身振りや声で話をする。表情は生き生きしているが，ちょっとしたことで不機嫌になるし，そのことを隠そうともしない。

2. 感情状態

感情の障害は，感情の強度や感情の持続時間などに異常がみられる。ゆううつな気分や爽快な気分がないか。その状況にふさわしくない感情が起こるのも感情の障害である。また，感情の表現が不自然で奇妙であったり，平板になっていたりすることはないかに注意する。

「うつ状態」では，ゆううつな気分のほか，悲観的で希望が持てず，自責的で絶望感を抱いており，しばしば，涙を流すことがある。対照的に，自信過剰，多幸的で，気が大きくなり，その割には，ちょっとしたことで怒りだすといったことが「躁状態」の特徴である。また，空虚で，味気なく，愛想がなく，冷た

く，引きこもりがち，無関心で遠慮がち，しかも鈍感にもみえるという傾向は「統合失調症」でしばしばみられる。「神経症」では，不安そうで，声がふるえていたり，額や手掌に汗をかき，緊張している様子がみられる。

3. 了解，思路，注意，記憶，意識

物事を全体として了解し，考え方に異常がなく，自分のこと，周囲のことにきちんと注意を払い，現在の状況を記憶にとどめることができるか否かをチェックする。

了解の良し悪しは知的なレベルを反映しているが，意識の清明さとも関係がある。

思路の障害には，まわりくどい思考（迂遠），ゆっくりと不活発な思考（思考制止），唐突に途切れる思考（思考途絶）などがある。考えが次々に現れて，とめどがない観念奔逸や，ばらばらの思考でまとまりがない支離滅裂（滅裂思考）も特徴的である。

注意が障害されるのは，意識混濁があるときに多い。

記憶の機能には，記銘，保持，再生があり，記銘障害に作話を伴ったKorsakoff症候群（健忘症候群）や，意識障害がおこる前のことまで記憶を失う「逆向健忘」，その逆に，意識がはっきりした後のことまで思い出せない状態が続く，「前向健忘」などが特徴的である。

4. 知的能力

知的障害の有無，もしあれば精神発達障害によるものか，あるいはいったん発達した後に知的能力が低下したものか，認知症であるかが問題となる。

5. 病識

幻覚，錯覚，妄想の有無，それについて病的なものであるという認識の程度などについて記録しておく。

D. 面接を終わるにあたって

「これで，予診は終わらせていただきますが，何か言い忘れたこと，今聞いておきたいことがあったら，話してください」

追加の話があれば聞いて，それから，

「ありがとうございました。それでは，○○分ほどお待ちください。□□先生の本診があります。」と伝える。

その後，本診に導入されるのだが，これまでに集めた情報を整理して報告し，またそれをもとに患者の話しからストーリを読みとり（仮説を考える），本診医に伝える。そのような予診があることで，本診がスムーズに進められる。

余談だが，初診の終わりには必ず"まとめ"が必要となる。見立て，病気の経過，治療などについて説明し，治療の契約をおこなう。この"まとめ"は非常に重要である。精神科的治療法にはさまざまな治療法があるが，どの治療法を選ぶかは，インフォームド・コンセントが必要である。その折に，この"まとめ"のコメントは決定的な役割を果たす。

"まとめ"を考える際，生活歴を図表にして書いてみることは役に立つ。こうして書きあげたライフ・チャートを眺めて，患者の話からストーリを読む（仮説を考える）のである。ジェノグラム作成も有用である。3世代以上の家族と，その人間関係を書き込んだ家系図作成法をジェノグラムといい，複雑な家族模様を一目で見ることができる。

参考図書

1) 笠原　嘉：予診・初診・初期治療．精神科選書1．診療新社，1993．
2) 西村良二：心理面接のすすめ方—精神力動的心理療法入門—．ナカニシヤ出版，1993．
3) 三好功峰：精神医学．医学書院，1997．

3. 患者心理の理解

福岡大学医学部精神医学教室　吉田公輔

　心身に不調をきたして病院を受診するということは私たちにとって少なからず不安と怖れを伴う。医療面接が重要視される現在，医療者のコミュニケーションに対する関心は高まりつつあり，患者との良好なコミュニケーションを築くことは，医療者にとって必須の要件である。近年，うつ病などの精神疾患が社会的に広く認められるようになり，精神科受診の敷居は低くなってきているものの，依然として精神科疾患に対する偏見や怖れは存在し，精神科受診にブレーキをかける要因にもなりうる。

　精神科を受診した患者を診察する際には，さまざまな状況を背景に持った一個人として，良好なコミュニケーションを築く心遣いをしながら，診察にあたる必要がある。本稿では，精神科における治療の各場面において，患者の心理をどのように理解していくことができるのか，そして精神科疾患に特有の状態に即した患者心理の理解に焦点を当てて，読者と共に患者心理の理解について一緒に考えていければと思う。

A. 初診時において

　初診時の面接は非常に重要な意味を持っている。患者はここではじめて精神科医と出会う。患者は，診察室に呼ばれる前に待合室の椅子で待っている。自ら受診するものもいれば，家族に勧められて仕方なく受診するもの，強制的に連れて来られるものまで初診の状況はさまざまである。治療者が患者を診察室に呼び入れ，初対面のあいさつをし診察が始まる。この時治療者と患者ははじめて出会い，患者はまず治療者の外見を見ると同時に自分に対する表情や態度を感じる。治療者の清潔な身なりや，自分を受け入れてくれている穏やかな態度に安心感を抱くかもしれない。その次に，「今日はどういったことでいらっしゃいましたか？」などの質問により，患者は主訴を述べることになる。治療者の，十分に聴こうという姿勢が患者を勇気づけ，患者は困っていることを安心して話すことができる。強制的に連れてこられた場合などは，困っていることはないとコミュニケーションを拒絶する場合もあるが，そういう時でも，治療者は患者との良好なコミュニケーションを築こうと工夫する。患者は来院に際して，さまざまな不安を持っていたり，抑うつ的になっていて話をする意欲が落ちていたり，依存的になりやすくなっていたり，何かしらの怒りを抱えていてぴりぴりしているかもしれない。治療者は，患者のそうした雰囲気に触れたり，そうした感情が表出された際，それらの情緒に過敏に反応せずに，平静な態度で受けとめながら，患者の話しやすい環境づくりを心がける必要がある。具体的には，表情をできるだけ穏やかに保つとか，治療者の発言を最小限に控えるとか，適度なあいづちをうつなどである。そうすることにより患者の気持ちや感情の表出を助ける。このような作業を通じて，治療者は患者の情報を集め診断と治療計画の助けとするが，この過程は同時に精神療法的な過程ともなりうる。

　ここで少し具体的な疾患別にあらわれやすい状況について若干の説明を加える。統合失

調症の患者では，妄想的，被害的な話題がでやすい。このような話題は，患者が実際に体験していることなので，「それはつらいことですね」など，患者の体験に共感を示しながら，内容自体には否定も肯定もせずに話を聞く。うつ病の患者では，過度に悲観的になっていたり，希死念慮を抱いているが話せずにいることがあるので，何とかやってきている現状をねぎらいながら，希死念慮の度合いを確認し，どこまで思いつめているのかを話してもらうようにする。そして，どのようなことが患者のこころを支えて死をなんとか思いとどまらせてきたかをよく聴き，今後の治療につなげるようにする。

　患者は一通り話をして質問に答えた後，診断的なことや今後の治療について治療者から伝えられる。どんな治療を受けることになるのか不安と期待が入り混じったような気持ちのこともあるだろう。あるいは強制的に連れてこられた場合は，まったく興味を持たない場合もある。診断は，具体的な説明を伴って率直に伝えられることが患者にとって楽な場合もあれば，今ある状態像を穏やかで柔らかい言葉で伝えられる方が楽な場合もあるだろう。うつ病のように社会的認知度が広く，ある程度，治療の見通しがはっきりしている場合は，患者は診断を伝えられ，その治療が確立されていることを聴き，安心するかもしれない。あるいは悲観的に考えてしまいむしろ不安が高まるかもしれない。また，統合失調症のように告知にはより慎重を期する必要があるものもあり，告知にあたり家族の意見や意向が必要な場合もある。このように面接過程を通じて患者の反応を感じ取りながら面接を進める。投薬についてのやり取りに際しても，患者は不安を持つことが多い。主な不安には，ずっと飲み続けなければいけないのか，依存性があるのかなどがある。患者の不安を汲み取りながら，説明をする。そして，お互いの合意により治療を始めるのが望ましい。患者は，説明の内容をわからなくても聞き返したりしない場合もある。そうしたことに配慮して，こちらから「なにか質問はありませんか？」「まだ話したいことはありませんか？」などと促すのもよい。

　強制的に連れてこられたような場合，患者は治療を拒否することもある。自分はまったく異常ないのになぜ治療しないといけないのか，薬を飲まないといけないのかという気持ちになる場合もある。そのような場合は，わかりやすく説明するが理解が得られない場合もある。精神科領域では，精神科的な症状のために，「病識」がなく治療を受ける必要性を理解できない患者もいる。治療者は患者のそうした気持ちを受けとめつつ，それでもなお患者が苦しんでいる部分に語りかけ治療を受けることをすすめる。場合によっては医療保護入院などの強制入院が必要になる患者もいる。患者は不当なことをするな，という具合に興奮することもあるが，治療者はあくまでも患者の治療のためにやむを得ずこのような方法を用いるのだと説明しながら事を進める。

　治療の場は外来治療と入院治療があるので，それぞれの場合に分けて述べる。

B. 外来治療において

1. 言いたいことが言いづらい

　治療者とのよい関係を保ちたいという気持ちが働き，言いたいことが言いづらいということは時に起こる。こうしたことが起きているような時は，「何か言いづらいことなどありませんか？」と尋ねる。特にないと答える場合もあるだろうが，そうした配慮をしている姿勢を示すことで，患者は安心感を抱くかもしれない。

2. 薬をやめたい

薬を飲むことで反対に具合が悪くなっている,飲んでいる意味がないと考え,薬を飲みたくないと考える患者も多い。自ら中断してしまう場合もある。患者の薬に対するネガティブな気持ちを話題にしながら,そうした気持ちを受容しつつ薬の必要性を説明し,患者が薬を続けていこうという気持ちをサポートすることも時に必要になる。

3. 外来治療の終結時

疾患によっては,症状が寛解し安定した期間が続き薬を減量中止できれば,ケースバイケースにより外来治療はいったん終了する。このような場合,患者は治療を終了したい気持ちが大半の場合もあるが,大丈夫だろうかという不安な気持ちと両方を抱いている場合もある。徐々に通院の間隔を延ばしながら,調子が悪い時は遠慮なく相談できることを伝えた上で治療を終結するとよいだろう。

C. 入院治療において

1. 自分が入院する病棟はどういう所だろう

入院する前に,病棟見学をしてもらうと患者に安心してもらうことができる場合がある。それが難しくても病棟の様子や過ごし方について簡単に説明すると,患者は入院についてより建設的に考えることができるかもしれない。入院前にそうした入院生活の情報を提供することが有用である。

2. なんでもしてほしい

患者は入院によりケアーを受け安心し十分休養ができ治療にも専念できると回復に向かう。しかし,時にそうしたケアーを受けられる状況において子ども返りしたような状況(退行状態)になり,スタッフに過度の期待や要求をしたりする場合がある。このような状況に陥った患者は,親のような,親にも難しいような完全なケアーを求める気持ちを医療者に向け,それが得られないと,スタッフを責めたり怒りを表出したりする。この際,そのような感情が行動化され,粗暴行為や自傷行為あるいは離院のような形をとることもある。治療者はこうした状況に陥る患者の心理を理解するよう努め,冷静に対応していく必要がある。患者の気持ちを聴き受容しつつも,スタッフにできることの限界を丁寧に伝えていく。

3. 退院したい

治療の進行がまだ不十分な状況においても患者が退院を強く希望する場合がある。このような場合は,患者がどういうことでそういう気持ちになっているのか丁寧に聴く必要がある。患者は,他の入院患者との対人関係での困難さを感じていたり,入院生活でのフラストレーションを感じていたり,はやく仕事や学校に戻らなければならないという焦りの気持ちを抱えていたりする場合もある。こうした事情を治療者は落ち着いて聴き,患者と話し合い,時には家族も含めて話し合い,よりよい方法を一緒に考えていく。そうすることで,患者は治療者と相談しながら,あるいは家族とも共に悩みながら困難な状況を乗り切っていく力を得ることができる。しかし,症状が重症で本人に病識がない場合には,医療保護入院のような強制入院が必要になることもある。

4. 退院が不安

症状が改善し外泊時も順調に過ごしている患者でも,退院が近づくと不安が強まり一時的に症状が悪化するようにみえる場合があ

る。退院後の生活のことを考えて不安が強まることはしばしばみられる。こうした時は，患者の退院しようという前向きな部分をサポートして不安を受けとめながらよく話を聴くとよい。

まとめ

初診から外来通院，入院治療の場での患者心理の理解について説明した。患者心理を理解しようとすることは，患者が言語的にも非言語的にも表現している気持ちをありのままに受け入れることではじまる。患者の気持ちを理解しようという時，実際わかることもあればわからないこともあるだろう。このわからないということを踏まえて常に自分自身の対応や態度を振り返り理解しようとしていく姿勢が患者とよりよいコミュニケーションをとり良好な関係を築くために大切である。そのことがよりよい診療につながっていく。

参考図書
1) 西村良二：心理面接のすすめ方．ナカニシヤ出版，1993．
2) 大熊由紀子 編著：患者の声を医療に生かす．医学書院，2006．

4. 精神療法

福岡大学医学部精神医学教室　西村良二

精神療法とは，悩みや心の問題をもつ人に対して行う精神科独特の治療法であり，治療者と患者の間の精神的交流によって患者の精神状態の改善をはかるもので，全人的な営みである。

精神療法は，古代の医術，宗教，信仰療法，催眠などの広い領域に歴史的なルーツをもつが，精神療法が脚光を浴びたのは19世紀になって，いわゆる神経症の卓越した治療法として登場したときである。20世紀半ばからは，精神療法のニーズが社会的に高まり，それにつれて多数の学派や流派が出てきた。しかし，精神療法は，苦しみ悩んでいる人を人間的なやり方で，効率よく助けてあげたいという臨床家の願いから生まれてきたものであることを忘れてはならない。

A. 精神療法の定義

簡潔に言えば，①治療的意図をもった会話，であろう。また，次のようにもいえよう。

②訓練された専門家が助けを求めてきた人を対象にして，問題となっている厄介な行動，感情，態度などを変容させるために，特別にデザインされた職業的な人間関係の過程である。

B. なぜ精神療法は効果があるのか

精神療法では，どのようなことで治療効果をもつのだろうか。まずはラポールであろう。ラポールとは信頼関係とか疎通性ともいわれるが，治療者と患者との間に信頼関係をつくることであり，非常に重要なことは論じるまでもない。

次にカタルシスである。患者は精神的な葛藤，不安，精神症状をもち，葛藤の渦中で，解決できない状況的体験を内心に抱いている。それを治療者―患者関係のなかで言葉や身体の反応として表出し，発散する。これがカタルシスである。カタルシスは1回きりで効果があるとは限らず，何回でも必要なだけ繰り返さなければならない。そうするうちに，情緒が発散されるとともに，自分のとった態度や情緒的な状態に対しての見直しが起きてくる。そして，自分を客観的に知ることができる。精神分析では，これを観察する自我と呼ぶ。治療者が治療関係を通じて理解したことを言葉で伝えれば観察する自我はいっそう強化される。観察する自我の機能は，主観的な自我の体験を客観的に眺め直す体験をすることにあるといえよう。つまり社会に開かれた態度で自分を観察するのである。人はそうした体験をすると，それまでとは違った態度で生活したり，それまでとは異なる対人関係を試みたりするなど，新しい学習，再学習ができる。精神療法が効果をあげる理由は，こうしたラポール，カタルシス，見直し，知ること，再学習などの一連の要因があるからである。治療者の態度や言語的介入がそれを促進するのである。

C. 精神療法の種類

一口に精神療法といっても，実際には大変に種類が多く，WHOの報告によれば，精神療法と称する方法が世界には約250種類もあ

るという。しかし，精神療法が治療法として働く機序からみて，次の4つに大別できる。もちろん，実際には，それらの機序は相互に関与しつつ働いていることは言うまでもない。

1. 支持的療法

患者のパーソナリティの改善ないしは修正をはかるものではなく，治療者が力添えして，不安を減らし，適応力をつけようとする方法である。実際の技法としては，助言，指導，忠告，保証，説得，環境調整などがある。

2. 表現的な方法

患者の話を傾聴するという方法である。精神療法の基本ともいうべき技法である。しかし，ただ話を聴けばよいというものではなく，込められている感情，気持ちを聴き取ることが肝要である。カタルシスは葛藤に基づく感情的わだかまりを発散させることであるが，これもパーソナリティ構造を修正したり，もしくは改善したりするものではなく，心の緊張をゆるめる技法の1つといえよう。

3. 再教育的な方法あるいは訓練的な方法

再適応力をつくりだす方法である。あるいは目標の修正，潜在的な創造力をひきだす方法である。これらの方法のうち，最も体系化されているのは，行動療法や森田療法であろう。

4. 洞察を求める方法

無意識的葛藤に対する洞察を追及して，パーソナリティの改善や成長をはかる方法である。無意識の葛藤を自分自身で知ることによって，精神の安定をはかる。この治療法には，精神分析や精神分析的精神療法のほかに，実存分析や現存在分析，交流分析などが含まれる。

D. 精神療法の実際

いずれの精神療法を選択しようとも，初診面接（初回面接）が重要である。初診では，治療者は自己紹介し，主訴と受診動機を問う。困っている問題や症状，そして誰が困っているのかを明らかにする。援助を求めるようになった直接のきっかけ，受診の経路も問う。病歴では，主訴1つ1つに対して，最初に変化がみられた時期，その時期から受診に至るまでの病気に関する詳細な記述が必要である。精神症状そのものに自我の防衛が含まれているし，症状は無意識の心理的葛藤を象徴していることが多いことを忘れてはならない。家族歴では，患者が育った家庭や一緒に住んでいた重要な人々をどのように描くかに注目する。また，ストーリーを読み，患者の個人的な人となりをよくつかんだ生活歴が肝要である。

1. 導入期

1）治療契約

初回面接が終わったときに，臨床的情報や治療や，その他の計画についての情報を患者に伝えることが大事である。

①患者に明確にはっきりと説明するために使える手がかりを面接の中に探すこと。

例：患者の言葉
　「心理的な問題です」
　「何か情緒的なものとわかりました」
　「まだ私は成長しきっていないのですね」
　「こんな恐怖を抱くのはおかしいとはわかっているんですが」

これらの言葉を説明の口火に利用する。
　「あなたがすでに述べたように，たしかに心理的な問題があると思います」と言い，患者が主な症状と考えているものと心理的な問題とを関連づけ，それらは関係があること，

同じ状態の一部であることを伝えることができるだろう。

治療者は独断的な発言はしないようにする（自分の意見には自信があるのだが）。

「私の経験では，最も効果のあるアプローチは，……」

「この状態にはいろいろな治療が用いられます。しかし，私が考えるには…」

病気の見立て，治療，病気の経過などを説明し，治療の契約を行う。精神科治療法には，さまざまな治療法があるが，どの治療法を選ぶかについてはインフォームド・コンセントが重要である。患者をいたずらに依存的，退行的にさせない工夫も重要である。
②身体症状が主な場合には，身体症状に対して然るべき諸検査をして特別の異常のないことを示す。これは大切である。

精神症状と同様に身体症状においても，何らかの内部事情（防衛機序）によって，症状の背後にある葛藤を認めまいという心理が働いている。だから，症状と感情（不安，葛藤）との間には距離がある。精神療法を始めるにあたって，この認識は押さえておくべきである。そこで，しなければならない最初の作業は，不安と葛藤との距離をはかることである。訴える症状に心理的要因が関与しているかどうかを患者に聴いてみる。そして，心身相関をうすうす感じているか，まったく否定するか，を確かめる。こうして症状に対する患者の態度がわかる。
③前の治療者に対する感情を十分に吐き出させておく必要がある。前の治療者がいた場合，前の治療者への陽性感情，陰性感情を聴いておく。とくに陰性感情に対しては患者側にも前の治療者側にも立たず，中立的に受けとめるようにする。前の治療者との間で起こったことは，これからの治療の中でも繰り返される可能性を考えておくのがよい。

④治療契約とは患者の心理的な問題を解決し，軽減していくために力を合わせていこうという患者と治療者との合意のことである。治療者は治療の取り決めをする前に，精神療法を受けるかどうか，患者が自ら決めるように勧める。そのためには治療者は心理的な問題をどう診ているのか，抱いた印象をまとめて簡潔なコメントをすることが必要となる。このまとめは，これまで話し合ってきたことのまとめである。そして，そのコメントの末尾は，「このようなことをあなたは，どう思いますか？」という疑問文にして患者に問いかけることが大切である。

症状を治すということよりも，対人関係の困難と症状の関係を明らかにして，「対人関係を変えていければ，回りまわって，症状がなくなるかもしれませんね。この面接を続けていけば，おそらく私とあなたの間でも，今困っていらっしゃるような事態が起こってくるでしょう。私がお父さんみたいに思えたり，お母さんみたいに思えたり，会社の上司のように思えたりするでしょう。そうしたら，うまくいかない人間関係がここでも起こるわけだから，精神療法の中で練習ができるというものです。いかがですか。」
⑤精神療法を押し付けてはいけない。
⑥精神療法の効果を保証してはいけない。「精神療法で治りますか」の質問には「まず，やってみましょう。」と応えるのがいいだろう。
⑦精神療法は困ったときとか問題が起こったときや話をしたいと思ったときだけ面接に来るといったものではなく，困ってなくても定期的に面接に来ることになっていることを話しておくべきである。面接の曜日，回数，1回の面接時間と面接の場所を決める。

こうして，毎回会っていると，患者のなかに必ず変化が生じてくる。転移や抵抗のことを言っているのである。

初診の診断面接から精神療法（治療面接）にはスムーズに移行できることがほとんどである。患者の心理的な問題を解決し，軽減していくために力を合わせていこうという患者と治療者との合意の成立が肝要である。

2. 治療中期

症状の背後ないしは経過に心理的要因が関与していることをある程度受け入れたところで，いよいよ精神療法的接近となる。

1) 具体的な注意点

①まず患者の訴えることに耳を傾ける。

先入観を捨てて道徳的価値規範をいったん横において，患者の訴えに耳を傾ける。建前でなく本音を聴く。不用意な元気づけや安心づけはこの段階ではよくない。「だいじょうぶですよ」，「気のせいですよ」などは逆効果となる。

②治療中の態度に注目する。

道徳的規範から治療者が離れて聴いてくれているということがわかると，情緒的交流が増す。しかし内面の罪悪感，恐怖があるので，外部事情の変化（受容的治療場面）だけでスムーズに情緒的交流が始まるわけではない。内面的なバリアをできるだけ取るようにする。そのための最も効果的な方法は面接場面でみせる患者の治療者に対する態度に注目することである。それを話題に取りあげて，リラクセーションさせるようにしていくと，新しい話題が展開する。

③カタルシスを起こさせる。

情緒表出の障壁となる内面的問題がとれると，これまで内に秘められていたつらさ，欲求不満，悲しさ，恐れ，怒りなどの感情を吐露するようになる。こうしたとき，十分に吐き出させることが大切である。

とくに身体症状を呈する患者はこうした陰性感情を秘めていることが多い。ただ，こうした感情を出した後，不安になる患者も少なくなく，しかも，それを状態悪化という形で出しやすいことも知っておくべきである。このようなとき，治療者はあわてないで，それを話題にする余裕をもっておく。

④さまざまな情緒体験をさせる。

日常生活ではあまり表に出さない感情，ことに罪悪感，羞恥心，恐怖などをともないやすい感情を治療者がこだわりなく話題にする姿に接することは患者にとって驚きであるとともに，非常な安心感を与える。

患者は陰性感情の取り扱いが下手である。それだけに，治療場面で陰性感情を出して，それが人間関係を悪化させるばかりでないという体験をもつことも精神療法の大切なところとなる。少しずつ小さな情緒的冒険をさせる。

情緒的退行を促し，気持ちが幼児的になっていることを知っておくことも必要である。

したがって，受容的に接すると同時に，合理的な説明をすることを忘れてはならない。

2) 環境調節

家庭ないし学校，職場でのストレスが明らかであれば，それを小さくする努力も必要である。ときには休養，入院を検討する。しかし，最も重要なのは，患者が家庭や学校，職場でつくりあげている特有の人間関係である。

治療的努力にもかかわらず変化が生じないときは家族なり学校，職場の人なりに会って様子を聞き，神経症的になっている集団力動を健康な方向へもっていくように努める。

現代の精神科臨床は，薬物療法を併用して，より早い改善を目指していることを忘れてはならない。精神療法一本槍ではなく，柔軟性のある姿勢が必要である。

3. 治療の終結

治療の目標の第1は症状の消失であり，患者が苦しんでいる症状を改善することである。第2に，行動を改善したり，もしくは新

しい行動を学習したりして，そのことによって適応をよくすることである。その適応とは，もちろん，ただ受け身的に環境に順応することではなく，本人の主体性を活かしながら適応することである。第3の目標は，現在の病的な状態について何故それが起きたのかを患者が洞察して，自分自身を知ることにある。そして，そのことによってパーソナリティを改善することにある。

精神分析の立場からは，これまで避けていた種々の陰性感情に直面し，それを精神生活の糧として，より積極的な生活姿勢を獲得することといえよう。

まとめ

精神科医であれば誰でも精神療法ができるということではない。精神療法の専門的訓練を受けた人でも，その治療効果については違いがあり，まったく訓練を受けていない人でも通常のケアを通じて，よい効果をあげることができる。つまり，精神療法には，治療者としての資質と訓練が大変に重要な役割を占めているということである。

参考図書

1) 西村良二：心理面接のすすめ方－精神力動的心理療法入門－．ナカニシヤ出版，1993．
2) 西村良二：医療・看護・メンタルヘルスの心理学．ナカニシヤ出版，1992．
3) 西園昌久：精神医学の現在．中山書店，2003．

5. 薬物療法

国立病院機構肥前精神医療センター　黒木俊秀

A. 基本の考え方

1) 1950年代のほぼ同時期に各種の向精神薬（psychotropic drug）が開発され，精神疾患に対する薬物療法（精神薬理学）が確立した。精神科薬物療法の登場は，それまでの精神科治療を根底から改革した。とくに抗精神病薬は統合失調症などの重症精神障害者に対する心理的接近を容易にし，その医療を精神病院から地域社会を中心としたものへと変化させた。また，抗うつ薬や抗不安薬の普及は，一般人口のなかに潜在していたうつ病や不安障害の患者を掘り起こすことに貢献し，メンタルヘルスの大衆化を進めた。精神科薬物療法は，精神疾患の診断分類の考え方にも大きな影響を与えるとともに，その病因・病態に関する神経生物学的研究を発展させた。以上のように，20世紀後半から現在までの精神医学・医療は，薬物療法を基盤に成り立っているといっても過言ではない。今日では，プライマリケア医が向精神薬を処方する機会も非常に増えている。

2) 向精神薬による治療は，精神疾患の原因を治すものではなく，その症状を軽減する対症療法に過ぎない。臨床症状が改善した後でも薬物の投与を中止すると再発することが多い。したがって，ほとんどの向精神薬は長期間投与する必要がある。今のところ，投与期間を決定する明確な指標は見出されていない。

3) 向精神薬による治療は，対症療法なので，薬物の種類の選択は精神疾患の診断よりも治療の標的となる症状や状態像に基づいて行われることが多い。また，用量の増減によっても適応となる症状や状態像が異なることがある。ただ，表面的な状態像の把握のみでは，病勢を悪化させることがある。たとえば，双極うつ病の患者に抗うつ薬のみを投与すると躁病を誘発しやすい。したがって，鑑別診断を念頭に置きながら標的症状に合わせた薬物を選択する。

4) 向精神薬の治療反応性は，個人差が非常に大きいため，その効果を正確に予測することが困難である。人種・民族による差や同じ人物でもその生理的・心理的状態による差も大きい。個人の治療反応性を予測する生物学的指標がないために，薬物の種類の選択と使用方法は個々の医師の経験と判断に頼る部分が大きい。そのため，治療ガイドラインも複数の選択肢を挙げていることが多い。初心者には，ガイドラインを参考にしながら，指導医の意見に学び，ひとつずつ経験を蓄積してゆくことが勧められる。

5) 薬物は原則として単剤処方をこころがけ，治療開始時には必要最小限の用量から開始し，臨床効果の発現まで徐々に増量するようにする。治療抵抗性症例に対する増強療法として，2種類の薬物を併用する場合以外，多剤併用療法の有効性は証明されていない。

6) 向精神薬のなかには，ベンゾジアゼピン

系抗不安薬・睡眠薬のように服薬後15〜30分で早く効果が現れるものと，抗精神病薬や抗うつ薬のように10〜14日間投与しないと効果の発現が明らかにならないものとがある。病勢の進行を予測しながら処方を考える。たとえば，激越の強いうつ病の初期治療では抗うつ薬とともに抗不安薬を短期間に限って併用投与する。

7) 向精神薬の副作用には，錐体外路症状のような中枢神経系に特異的なものが含まれるので，服薬は患者に大きな不安を招きやすい。副作用の出現は患者の服薬に対するアドヒアランスに大きく影響する。時に重篤な副作用や期待した作用とは逆の反応（奇異反応 paradoxical reaction）が出現することさえ起こりうる。

8) 近年，一部の向精神薬が自殺念慮や自傷・自殺企図を誘発するリスクを高める可能性が指摘されている。しかし，薬物の治療効果によるベネフィットが自傷・自殺のリスクよりもはるかに大きいと考えるために，薬物療法が有用であるという臨床医のコンセンサスがある。一般に，自傷・自殺のリスクは重症精神障害者において極めて高い。重症うつ病では極期よりも回復期に自殺企図がみられやすい。したがって，薬物療法開始時には状態像の変化を慎重に観察する。

9) 一部の向精神薬は，連用によって耐性や依存を生じるため，長期間服用することは好ましくない。また，急に服薬を中止すると薬物中止後症候群（離脱症状）が生じることもあり，なかなか服薬を中止できない原因となる。多くの場合，投与を中止したり，他剤に変更したりする際は，注意深く用量を漸減する方針をとる。

10) 脳科学が進歩した現在もなお大部分の向精神薬の作用機序は明らかになっていない。各種神経受容体に対する親和性は臨床効果よりも副作用との関連を検討する目的で参考にするのがよいだろう。

B. 主な副作用

向精神薬は幅広い副作用（有害作用）を生じる。副作用に精通し，その対策を準備することは，患者の薬物療法に対するアドヒアランスを高めるために重要なことである。また，向精神薬の副作用には，精神疾患自体の症状と鑑別が困難なものもあるので注意する。

副作用を生じた場合，可能であれば，より副作用の頻度が低く，同様の効果の得られる他の薬物に代えるべきであるが，副作用を対症的に管理することも多い。

表1に向精神薬の主な副作用を列挙する。

C. 薬物療法開始時の心得

1) 診断と標的症状を確認するとともに過去の薬物療法歴について検討する。
2) 身体合併症と薬物相互作用を起こす可能性のある併用薬に関する情報を確認する。一部の向精神薬が禁忌ないし慎重投与となる身体合併症に，心不全，不整脈，呼吸不全，肝障害，腎障害，糖尿病，甲状腺機能亢進症，緑内障，前立腺肥大症，てんかん，パーキンソン病，脱水・衰弱，妊娠などがある。身体合併症の治療薬のなかでは，抗生物質，抗ウイルス薬，抗真菌薬，エピネフリン（昇圧剤），MAO阻害剤（パーキンソン病治療薬）が併用禁忌の向精神薬である。
3) 向精神薬はプラセボ効果が大きく，とくに治療関係が患者のアドヒアランスのみならず薬物の効果にも反映されやすい。したがって，患者に薬物療法の説明を十分に行い，服薬に対する恐怖心を軽減す

表1. 向精神薬による主な副作用

中枢神経系	過鎮静，傾眠，認知機能障害，抑うつ，不安・焦燥，不眠，けいれん 錐体外路症状：アカシジア（着座不能症），急性ジストニア，パーキンソニズム，遅発性ジスキネジア，悪性症候群，セロトニン症候群
自律神経系	抗コリン作用：口渇，鼻閉，かすみ目，眼圧上昇，便秘，麻痺性イレウス，排尿障害 消化器症状：悪心，嘔吐，胃部不快感，下痢 循環器症状：起立性低血圧，頻脈
内分泌系	高プロラクチン血症・性機能障害：無月経，乳汁分泌，インポテンツ，性欲低下 体重増加：肥満，耐糖能異常，糖尿病の悪化 多飲・水中毒・SIADH
心臓血管系	心毒性：心電図異常，伝導障害，致死性不整脈，心筋炎，突然死 血栓塞栓症
アレルギー反応	肝障害：薬剤性急性肝炎 造血器障害：顆粒球減少症 皮膚・眼症状：薬疹，光線過敏症，色素沈着，網膜色素変性

ることが精神療法的効果を生む。そのために，以下の事項に留意するとよい。

①服薬の目的と理由についてわかりやすく説明し，患者の同意を得る。その際，服薬に対して患者が抱く気持ちを察するようにつとめる。

②予測される副作用とその対処法について必ず伝える。治療開始時には診察の間隔を縮め，密に観察するようにする。出来れば緊急の際の連絡先も伝える。

③患者の薬物に対する評価や「飲み心地」の感想に関心を持っていることを示し，今後の診察時の話題として積極的にとりあげることを保証する。そして，「薬の作用には，飲む人の体質によって個人差があります。しかし，処方された薬が合わないからといってがっかりする必要はありません。ご自分の体質に合った薬を探してゆきましょう」と伝える。

④薬物療法について，患者の主体性を尊重しつつ，互いの意見を交換しながら治療を進めるという姿勢が，治療関係を良好なものにし治療効果を高める。

4）特殊なケース

①小児：注意欠如多動性障害の治療薬以外では，有効性が実証されている向精神薬は極めて少ない。我が国では15歳以下の小児・思春期患者に対する向精神薬の使用は保険適応外であり，用法・用量も明確でないので，十分に注意する。成人よりも少ない用量を投与するが，小児の代謝速度は成人より高いので，体重（kg数）あたりの薬物（mg数）はより高い比率で用いる必要がある。実際には，少ない投与量から開始して，臨床効果がみられるまで増量する。

②高齢者：薬物の代謝が遅いために低用量を用いる。他の薬物を服用していることが多いので，薬物相互作用を考慮する。実際には，常用量のおよそ半分の量で治療を開始し，ゆっくりと増量する。不整脈，低血圧，認知機能障害，

および転倒をとくに注意する。
③妊娠中・授乳中の女性：原則として，母親の精神障害が重篤でない限り，いかなる薬物の投与も避ける。すべての向精神薬は母乳中に分泌される可能性がある。薬物療法のベネフィットとリスクについて患者，家族，および産科医と協議して適応を決める。催奇性のリスクのある薬物（バルプロ酸，カルバマゼピンなど）の投与についても話し合う。

D. 向精神薬の分類

表2に適応症に基づく主な向精神薬の種類とその特徴を示す（精神刺激薬［メチルフェニデート］と抗認知症薬［ドネペジル］を除く）。現実には，ある1つの化合物クラスに属する向精神薬が複数の疾患に対して適応を有することが多く（たとえば，バルプロ酸とカルバマゼピンの適応はてんかんと躁病），従来の適応症による分類方法の見直しが行われている。

表2．主な向精神薬の種類と特徴

抗精神病薬（antipsychotic）［神経遮断薬（neuroleptic），メジャートランキライザー（major tranquilizer）］
　適応：統合失調症，精神病症状（幻覚，妄想，精神運動興奮）
　薬理作用：ドパミンD_2受容体遮断→錐体外路症状，高プロラクチン血症を誘発
　種類：第1世代［定型抗精神病薬］—クロルプロマジン，ハロペリドールなど
　　　　第2世代［非定型抗精神病薬］—リスペリドン，オランザピン，クエチアピン，ペロスピロンなど
　　　　　　　　　　　　　　　　　　（1990年代以降に開発）
a. 陽性症状，陰性症状に対する有効性に関して，第1世代薬と第2世代薬とではほぼ同等
b. 第2世代薬のほうが，錐体外路系副作用が比較的少ないが，体重増加や糖尿病の悪化を誘発しやすい。
c. 少量では抗うつ作用がみられる抗精神病薬もあり，治療抵抗性うつ病にも適用外使用されることがある。
d. 約30％の症例は抗精神病薬に反応しない治療抵抗性：クロザピンのみ有効性が実証されている。

抗うつ薬（antidepressant）
　適応：うつ病，抑うつ，不安，不眠，食欲低下
　薬理作用：セロトニンやノルエピネフリンなどのモノアミントランスポーター阻害（神経終末シナプスにおける再取込み阻害によりシナプス間隙のモノアミン濃度を上昇）
　種類：三環系抗うつ薬（TCA）—イミプラミン，クロミプラミン，アミトリプチリン，ミアンセリン［四環系抗うつ薬］
　　　　選択的セロトニン再取り込み阻害薬（SSRI）—フルボキサミン，パロキセチン，セルトラリン
　　　　セロトニン・ノルエピネフリン再取り込み阻害薬（SNRI）—ミルナシプラン
　　　　その他：トラゾドン，スルピリド
a. 抗うつ作用に関して，各種類の抗うつ薬はほぼ同等であるが，重症ないしメランコリー型うつ病に対しては，古典的TCAであるクロミプラミン，アミトリプチリンがなお有効と考える臨床医は多い。
b. SSRIは不安障害にも適応がある：①パニック障害→パロキセチン，セルトラリン　②強迫性障害→フルボキサミン，パロキセチン（TCAのクロミプラミンも使用）　③社会不安障害→フルボキサミン
c. 副作用に関して，TCAは抗コリン作用が，SSRIは消化器症状が，それぞれ多い。抗コリン作用が少ない点では，SSRIやSNRIが使いやすい。
d. 最近，SSRIによるactivation syndrome（不安，激越，不眠，易刺激性，敵意，衝動性，アカシジア，軽躁，躁転など）が，自傷・自殺のリスクとの関連から注目されている。とくに若年者では投与開始後1～2ヵ月間は慎重に観察する。

e. SSRIを急に中止すると中止後症候群（悪心・嘔吐，不快感，激越，不眠など）を生じることがあるので，ゆっくりと用量を漸減する。
f. スルピリドは，日本ではSSRI導入以前には軽症うつ病や不安障害に対して広く使用されていた。
g. アミトリプチリン，ミアンセリン，トラゾドンは鎮静作用が強く，睡眠薬としても使用される。

抗不安薬（anxiolytic）・睡眠薬（hypnotic）［マイナートランキライザー（minor tranquilizer）］
適応：不安障害（神経症），不眠症，激越，興奮，けいれん，筋緊張
薬理作用：GABA_A受容体のベンゾジアゼピン結合部位に作動（抑制系GABAニューロンの神経伝達を増強）
種類：ベンゾジアゼピン系抗不安薬：ジアゼパム，アルプラゾラム，ロラゼパム，ブロマゼパムなど

a. 抗不安作用，催眠・鎮静作用，抗けいれん作用，筋弛緩作用の各作用スペクトラムの違いによって化合物の用途が分かれる。
b. 即効性に優れており，激越，興奮の初期治療に使用されることが多い。
c. 連用により耐性，依存を生じやすいので，漫然と長期に投与することを避ける。
d. とくに注意すべき副作用：①持ち越し（hangover）効果　②筋弛緩作用・転倒　③認知機能障害・健忘　④呼吸抑制　⑤反跳性不眠・反跳性不安（rebound）　⑥離脱症状　⑦奇異反応　⑧アルコールとの相互作用
e. アザピロン系化合物，タンドスピロン（セロトニン-1A受容体部分作動薬）は，ベンゾジアゼピン系抗不安薬と異なり，耐容性に優れ，依存も生じにくいが，抗不安作用の発現が緩徐であり，不安の治療薬としては劣る。内科領域の心身医学的治療やうつ病の増強療法に用いられる。
f. ベンゾジアゼピン系睡眠薬は生物学的半減期に基づいて，超短時間作用型（トリアゾラム），短時間作用型（エチゾラム，ブロチゾラム），中間型（フルニトラゼパム），長時間型（クアゼパム）に分類：半減期の短い薬物は入眠困難や一過性の不眠に，半減期の長い薬物は中途覚醒や早朝覚醒に対して使用される。高齢者では超短時間・短時間作用型を推奨。
g. 非ベンゾジアゼピン系化合物であるゾピクロンとゾルピデムも薬理作用はベンゾジアゼピン系とほとんど変わらず，超短時間型睡眠薬に相当。
h. バルビツール系睡眠薬（フェノバルビタール）は，強い退薬症候や呼吸抑制などの副作用のために，現在では使用されることは少ない。

気分安定薬（mood stabilizer）［抗躁薬（anti-manic）］
適応：双極性障害，躁状態，精神運動興奮，双極性障害気分エピソードの予防
薬理作用：細胞内情報伝達系におけるイノシトールリン酸代謝回転の抑制やグリコーゲン合成酵素キナーゼ（GSK-3β）の阻害など複数の作用部位が推測されている。
種類：炭酸リチウム
　　　　抗てんかん薬—バルプロ酸，カルバマゼピン，lamotrigine（日本では開発治験中）

a. リチウムの抗躁作用の発現には1〜3週間かかるので，初期治療にはバルプロ酸や抗精神病薬が併用されることが多い。躁病のリチウム非反応例や混合状態，およびラピッドサイクラーに対してはバルプロ酸が推奨されている。
b. 双極うつ病に対するリチウムの有効性が報告されているが，反応率は決して高くない。抗うつ薬を併用する是非について議論されており，まだ結論が出ていない。
c. 治療域濃度が狭いため，定期的に血中濃度のモニタリング（TDM）が必要である。ただし，治療効果と血中濃度との関係には個人差がある（治すのは患者であって検査結果ではない！）。
d. 注意すべき副作用：①リチウム—消化器症状，振戦，体重増加，腎機能障害，甲状腺機能障害，心電図異常・不整脈　②バルプロ酸—消化器症状，過鎮静，振戦，体重増加，脱毛，劇症肝炎・膵炎（まれ）　③カルバマゼピン—複視，めまい，消化器症状，薬疹（スティーブン・ジョンソン症候群），造血器障害，肝炎

参考文献
1) 山田和男，黒木俊秀，神庭重信：カプラン精神科薬物療法ハンドブック第4版．メディカルサイエンスインターナショナル，2007.

6. 心理検査

福岡大学医学部精神医学教室　矢野里佳

　今日，心理検査は医療，教育，産業などのさまざまな分野で活用されており，特に医療分野では精神科を初めとする多くの場面で幅広く用いられている．心理検査は，医師の指示や依頼によって，臨床心理士や心理業務担当者が施行することが多いが，医師自らが施行し治療に用いる場合もある．

A. 心理検査についての留意点

1. 心理アセスメントとしての心理検査

　心理検査でとらえようとするのは，その個人の知的能力も含めた人格の特徴やその発達の様相，その個人の持つ特異性や独自性であり，そこでは病理の側面と同時に健康な側面に目を向けることが重要となる．心理アセスメントは臨床場面での診断に貢献できるだけでなく，さらに治療方針をたてる主治医や臨床心理士，患者を支えるその他の医療スタッフにも，より細やかでより深い情報を提供することができる．また，患者の健康的な側面をとらえるという心理アセスメントの視点は，医療スタッフの患者理解に必要なものである．

2. 心理検査の特性

　心理検査は，一定の条件の下に被検者に一定の課題を課して，それに対する応答内容，課題解決の方法やその過程における行動を観察して，知能や人格など個人的な特徴を明らかにするものである．また，心理検査は信頼性，妥当性，臨床的な実用性が確認されたものであるため，その個人に対してより客観化された情報が得られる．

　心理検査は大きく知能検査と人格検査に分類され，人格検査はさらに質問紙法，投影法，作業検査法に分類される．それぞれの検査には適用の限界も存在するため，検査を行う際には検査の目的，患者の年齢や状態に応じて，異なった種類の検査をいくつか組み合わせてテストバッテリーを組んで実施することとなる．その際には，患者への精神的，身体的負担がかかりすぎない配慮も必要である．

B. 心理検査の使用の実際

1. 実施における留意点

　保険診療上，心理検査は「医師自らが検査および検査結果処理を行った場合に算定し，診療録に分析結果を記載すること」とされている．しかし実際の医療場面では，心理検査は医師の指示や依頼により，臨床心理士や心理業務担当者が施行する場合が多い．その際にも，医師の指示で心理検査が行われ，医師により検査所見が分析され，治療に活用される（また，そのすべてが医師により診療録に記載，添付されること）という一定の手続きが必要となる．この手続きにより診療点数が算定可能な検査を**表1**に示す．表中の同一種類の検査内の検査は，同日に複数算定ができないため，注意が必要である．

2. 被検者に関する留意点

　まず，被検者となる患者の年齢や状態につ

表1. 保険診療算定可能な神経・心理検査と保険診療点数

	操作が容易なもの ～おおむね40分以上～ （80点）	操作が複雑なもの ～おおむね1時間以上～ （280点）	操作と処理が極めて複雑なもの ～おおむね1時間30分以上～ （450点）
発達および知能検査	津守式乳幼児精神発達検査 牛島乳幼児簡易検査 日本版ミラー幼児発達スクリーニング検査 遠城寺式乳幼児分析的発達検査 デンバー式発達スクリーニング検査 DAMグッドイナフ人物画知能検査 フロスティッグ視知覚発達検査 脳研式知能検査 コース立方体組み合わせテスト レーヴン色彩マトリックス検査 JART	MCCベビーテスト PBTピクチュア・ブロック知能検査 新版K式発達検査 WPPSI知能診断検査 全訂版田中ビネー知能検査 田中ビネー知能検査V 鈴木ビネー式知能検査 WISC-III知能検査 WISC-R知能検査 WAIS-R成人知能検査（WAISを含む） 大脇式盲人用知能検査	
人格検査	パーソナリティインベントリー モーズレイ性格検査 Y-G矢田部ギルフォード性格検査 TEG-II東大式エゴグラム 新版TEG	バウムテスト SCT P-Fスタディ MMPI TPI 16P-F人格検査 EPPS性格検査 描画テスト ソンディーテスト PILテスト	ロールシャッハテスト CAPS TAT絵画統覚検査 CAT幼児児童用絵画統覚検査
その他の心理検査	CAS不安測定検査 SDSうつ性自己評価尺度 CES-Dうつ病（抑うつ状態）自己評価尺度 ハミルトンうつ病症状評価尺度 STAI状態・特性不安検査 POMS IES-R PDS TK式診断的新親子関係検査 CMI健康調査票 GHQ精神健康評価票 MAS不安尺度 ブルドン抹消検査 MEDE多面的初期認知症判定検査 WHO QOL26 COGNISTAT SLB Coghealth NPI BEHAVE-AD	ベントン視覚記銘検査 内田クレペリン精神検査 三宅式記銘力検査 ベンダーゲシュタルトテスト WCSTウィスコンシン・カード分類検査 SCID構造化面接法 CLAC-II 遂行機能障害症候群の行動評価（BADS） リバーミード行動記憶検査 Ray Osterrieth Complex Figure Test（ROCFT）	ITPA CLAC-III 標準失語症検査 WAB失語症検査 老研式失語症検査 K-ABC WMS-R ADAS

（診療点数早見表 平成20年4月版より）

いて把握しておく。その上で検査の目的および患者の状態に適した心理検査が選択され，施行されることとなる。

次に心理検査施行にあたってのインフォームド・コンセント（説明と同意）は，良好な治療者患者関係を築くためにも特に必要と言える。まず，検査を行う際には，主治医（検査依頼者）より検査の目的や内容を直接患者に伝え，動機づけを行うことが重要である。また，検査者も検査に導入する際には，改めてその目的や内容について説明し，動機づけを行うことも重要である。例をあげてみよう。身体的な苦痛に悩み，身体の病気と思って総合病院の身体科を受診した患者がいる。しかし，身体的な問題はなく精神科を紹介され，そこで精神科医から心理検査を行うことが告げられたとする。その患者にとっては，自分は身体的な病気で受診しているのに，精神科を紹介されたり，心理検査を受けるよう言われたりすることは納得がいかないかもしれない。そのため，なぜ精神科の受診や心理検査が必要であるかの説明が不足していたとすれば，それにより患者を傷つけ，治療関係そのものを壊してしまうことにもつながるかもしれないのである。このような例であれば，「身体の調子が悪く痛みもあるようですが，ご自分でも気がつかないうちに何か心理的なストレスがあるのかもしれません。身体の検査と合わせていろいろな面からあなたの健康状態について調べてみましょう」というように精神科受診や心理検査の動機づけをすることで患者の協力も得られ，その結果は患者にとっても役に立つものとなるであろう。

最後に，検査結果の伝え方（フィードバック）に関してである。検査結果は依頼者である医師から患者へと伝えられる場合が多い。結果の伝え方には決まった最善の方式というものはないが，最も大事なのは，検査の目的に応じて，患者に役立つようにフィードバックすることである。心理検査報告書をそのまま患者へ読んで聞かせても，依頼者用に書かれた報告書はそのままでは患者にとっては役に立たないものである。フィードバックは，患者自身が今後最も必要となる治療とその問題を意識化できるようにすることが重要である。また，患者の内面にふれる心理査定，およびフィードバック場面は，そのこと自体が治療的な役割をもつ。そのため，ここでの患者への受容と共感，また今後に役立つ情報の提供と共有が重要な意味を持つ。

3. 検査者，依頼者に関する留意点

検査者は，まず，さまざまな心理検査に関する十分な研修と訓練を受け，検査技法に習熟していることが重要である。また，心理検査の解釈のためには統合的な人格理論を学ぶこと，解釈モデルを持つことも重要である。

最後に，検査者，および依頼者も，心理検査にも限界があることを十分に理解し，生育歴の聴取などと比較を行いながら結果を解釈することが必要となってくる。

C. 心理検査の種類

使用される心理検査の種類は，臨床場面や検査の目的，検査対象となる被検者などの違いによって異なる。ここでは，表1にあげた心理検査から精神医学領域で使用頻度の高いものをあげ，簡単な説明と使用目的を加える。

1. 知能検査

1）ビネー式知能検査

本検査の問題は，年齢に沿った配列で難易度順に構成されており，どの問題まで正答できたかで精神年齢をもとめ，その精神年齢と暦年齢の比で知能指数（IQ）がもとめられる。

日本では，全訂版田中ビネー知能検査（0歳〜成人対象）が多く使用されているが，現

在は新しく田中ビネー知能検査Ⅴ（TK式ビネーⅤ/2歳～成人対象）も用いられ，偏差知能指数（DIQ）が採用されている。

使用目的としては，精神医学領域では，知的能力の把握，特に精神遅滞の診断（障害者手帳/障害年金の申請のためのIQの評価も含めて）に用いられ，小児科領域では発達の評価に用いられることも多い。

2）ウェクスラー式知能検査

本検査の特徴は言語性検査，動作性検査から構成されるという点である。それぞれの検査からは言語性IQ，動作性IQ，全検査IQが算出され，言語性と動作性との差異や，下位検査のばらつきなどが脳の機能障害診断の補助，あるいは精神病理学上の有効な指標となる。

検査は，就学前児童用WPPSI（Wechsler Preschool and Primary Scale of Intelligence/3歳10ヵ月～7歳1ヵ月対象），児童用WISC-Ⅲ（Wechsler Intelligence scale for Children-Third edition/5歳～16歳11ヵ月対象），成人用WAIS-Ⅲ（Wechsler Adult Intelligence scale-Third edition/16歳～89歳対象）が使用されている。

使用目的としては，ビネー式知能検査と同様であるが，知的能力の細かなバランスも把握することが可能であるため，発達障害の診断や，脳の機能障害の診断，また社会適応能力，パーソナリティの把握に関する情報を得る目的でも活用されている。

2. 人格検査―質問紙法―

1）MMPI（Minnesota Multiphasic Personality Inventory：ミネソタ多面人格目録）

16歳以上を対象とする。550の質問項目から成り，4つの妥当性尺度（疑問点，嘘構点，妥当性得点，修正点）と，10の臨床尺度（心気症尺度，抑うつ尺度，ヒステリー尺度，精神病質的偏倚性尺度，性度尺度，パラノイア尺度，精神衰弱性尺度，統合失調症尺度，軽躁病尺度，社会的内向性尺度）で構成されており，解釈はプロフィールに基づいて行われる。

使用目的としては，単一尺度の意味づけのみではなく，複数の臨床尺度の得点パターンを理解することから，精神疾患への親和性の検討の一助とともに被検者の人格や行動の特徴を推論するのに役立つため，臨床場面，精神鑑定など診断確定目的での使用頻度は高い。

3. 人格検査―投影法―

1）ロールシャッハテスト

臨床精神医学や臨床心理学において，最も有力な人格診断法の1つである。左右対称のインクのシミからできたあいまいな絵が描かれた図版が10枚あり，それらが「何に見えるか」という反応から人格を理解する検査である。

解釈は，一般的には，数値や比率などの数量的データによる構造分析を土台にして，反応の流れに目を向ける継列分析，反応内容に示される主題を考えていく主題分析，テスト中の被検者の行動や検査者との関係のあり方から理解を深めようとする状況分析等を加えて，被検者の人格特徴を多面的にとらえていこうとするものである。対象は幼児から成人まで施行可能である。

使用目的としては，ロールシャッハテストが日常の診察場面ではわからない精神的な病理，ある種の人格の脆弱性を顕在化させるので，病態診断に有効であり，精神医学領域で最も使用頻度の高い検査である。また，精神療法導入の適応や，基本方針を決める上で，本検査による自我機能の診断は重要と言える。

2）TAT（Thematic Apperception Test：主題統覚検査）

絵に対して作られる物語から，人格を理解しようとする検査である。児童用としては登

場人物に動物が描かれているCATがあり，65歳以上の高齢者にはSATがある。一般的には，31枚の図版から，年齢と性別によって20枚を選び使用する。図版に対して作られた物語には，被検者の過去の体験に基づく認知様式が現れ，それを通して，被検者の願望や欲求，葛藤，防衛様式などパーソナリティの諸側面を力動的に理解できる。しかし，TATの解釈にはロールシャッハ法のような定型化したものがなく，臨床場面でも使用頻度は少ない。

使用目的としては，精神療法的な治療を導入する際の対象の力動的理解に有用である。また，各年代ごとの図版には，それぞれの年代特有の問題が反映されていることから，被検者のかかえる問題の把握に有効と言える。

3) SCT（Sentence Completion Test：文章完成法）

不完全な文章を示し，それを各人に自由な仕方で完成させるよう求める検査である。内容は，家族関係に関するもの，対人関係に関するもの，自己概念に関するもの，実存的価値に関するものから構成されている。面接を行う場合の一手段としても有用である。分析法はさまざまであるが，実際の臨床場面では記述された具体的内容からその人の自己評価や対人関係を把握するという方法がとられることも多い。対象によって，小学生用，中学生用，成人用の検査用紙が用いられる。

使用目的としては，面接の手がかりとして多くの精神疾患で有用と言える。特に，面接の中での詳細な言語表現が難しい症例には有用である。また，誤字脱字や文章構成からは，被検者の知的能力や思考の状態をある程度把握できる。

4) P-Fスタディ（Picture-Frustration study：絵画欲求不満テスト）

日常生活の中での欲求不満を覚えるような24場面の絵の中に描かれた人物の発言内容を，吹き出しに書き込むように求められる。欲求不満によって喚起された攻撃的な反応をアグレッションの方向とその型という2次元から理解し，解釈を進めていく。児童用，成人用の検査用紙がある。

使用目的としては，対人関係，特に対人的な欲求不満状況での対処行動に問題があり，不適応状態に陥っている症例（発達障害，人格障害，適応障害，摂食障害，衝動制御の障害等）の把握に有用である。また，対処行動の把握を行うことで，望ましい対処行動の獲得へ向けた援助にも役立つ。

5) 投影描画法

描かれた絵から人格や家族関係などを把握する方法である。描画法には，バウムテスト，HTP，HTPP，家族画等があるが，描画は方法が簡単であり，検査されているという抵抗も少ないため，検査としても治療の1つとしても広く用いられている。また幼児から成人にわたり施行が可能である。解釈については，描画法全体に共通する視点であるが，第一に描画の全体的印象を大切にする。次に形式分析として描画の配置，筆圧，描線の特徴などを把握し，そして内容分析として描画の部分的特徴の解釈をする。

使用目的としては，描画の特徴から知的障害や脳器質的障害の存在の評価，精神障害の鑑別のための有用な情報を得ることができる。また非言語的検査であることから，言葉では語られない被検者の内的世界に触れることができ，その非言語的なメッセージを理解しフィードバックしていくことが治療的な効果をもつ。

4. 人格検査—作業検査法—

1) 内田・クレペリン精神作業検査

一桁の連続加算の結果から精神機能の様相を把握する検査である。注意集中の度合い，緊張の状態，精神作業への適応度，疲労度が

検討される．実施法は15分作業，5分休憩，15分作業の30分法が一般的である．作業量，誤謬率，初頭努力，休憩効果，曲線の動揺といった観点から解釈される．

検査の目的としては，健常人が示す結果とのずれについてみていく上では，精神医学領域において有用である．最近では，集団実施が可能であり，意識的操作が難しく，作業能力が把握できることなどから，臨床場面よりも教育，職場などで採用試験の適性検査として利用されることが多い．

2）ベンダー・ゲシュタルト・テスト

9枚の幾何図形を模写させて，検査者がそれを一定の基準に従って処理し分析するという比較的操作の簡単な作業検査である．しかし，本検査は，作業能力よりも図形の認知，記憶に関する検査法であり，結果からは大脳の器質性疾患の存在が示唆されることもあり，鑑別診断の補助的な役割を果たす．

使用目的としては，視覚・運動ゲシュタルト機能の成熟，この機能の障害の様相，知能との関係，心理的障害，器質的な脳障害の探索に用いられている．そのため，統合失調症，自閉症，発達障害，脳の器質的障害などの認知の障害について評価する際に有用である．

5. その他の心理検査

1）WMS-R（Wechsler Memory Scale-Revised：ウェクスラー記憶検査）

この検査は，言語を使った問題，図形を使った問題で構成され，記憶に関する13の下位検査がある．下位検査の結果からは，「一般的記憶」「注意/集中力」の2つの主要な指標，および「一般的記憶」を細分化した「言語性記憶」と「視覚性記憶」の指標が得られる．また，4つの下位検査の数十分後の再テストにより「遅延再生」指標を求めることもできる．

使用目的としては，認知症の鑑別診断や，記銘力障害の評価として用いられることが多い．

参考図書

1) 上里一郎 監修：心理アセスメントハンドブック．西村書店，1993.
2) 小此木啓吾，深津千賀子，大野 裕 編：心の臨床家のための精神医学ハンドブック．創元社，1998.
3) 川瀬正裕，松本真理子，松本英夫：心とかかわる臨床心理―基礎・実際・方法―．ナカニシヤ出版，1999.
4) 西村良二：よくわかる医療系の心理学1．ナカニシヤ出版，2001.
5) 野村総一郎，樋口輝彦 編集：標準精神医学．医学書院，2001.
6) 医学通信社 編：診療点数早見表．医学通信社，2008.
7) 「臨床精神医学」編集委員会 編集：臨床精神医学2004年増刊号．精神科臨床評価検査法マニュアル．アークメディア，2004.

7. 精神科看護師の役割

福岡大学病院精神神経科看護師長　池田静子

A. 精神疾患患者をどのように理解するか

1. 否定的感情の払拭

　精神疾患患者に対して初めて関わる場合に，多くの人が不安や恐怖といった否定的感情を持ち，患者の行動を警戒することも少なくない。しかし，実際に接してみると，危険な感じはなく，むしろ穏やかで，どこが病気なのかと感じられることの方が多い。これは，関わる側が精神疾患に対する社会的偏見にとらわれているためであったり，患者の状態について情報が限られていたりするために，患者に対して抱くイメージが実際の状況とかけ離れているからであろう。患者を正しく理解するためには，自分の感覚や考え方だけに基づくのではなく，患者の行動をありのままにみ，患者の立場で理解することが大切である。

2. 症状と患者の個別的・心理的・社会的背景の理解

　患者理解の中には，精神疾患の特徴を理解するという過程も含まれる。患者の中には疾患の特徴が，教科書どおりではないことも多く，簡単に理解できるものではない。たとえば，同じ疾患でもその患者の生育歴や年齢，家族・学校・社会など患者を取り巻く環境により症状の現れは1人1人異なる。幻聴や妄想を例にあげて考えてみる。「死ね・馬鹿などの声が聞こえる」，「頭の中に機械が埋め込まれ，自分の考えがすべて筒抜けになっている」，「隣の人に命を狙われている」，「何か大変なことが起こる」などの訴えがしばしば聞かれる。これらの訴えの内容は，理解しにくく，現実にはありそうもない内容である。しかし，患者自身にとっては現実として感じられており，実際に生活が脅かされるほど深刻な体験をしているのである。そのため，周囲の人の行動に敏感になり，その真偽を確かめるために奇異な行動や，落ち着きのない行動を起こしていることもあるだろう。このような心理状態を理解した上で，患者との信頼関係を確立し，治療に導いていくことが必要になる。

3. 日常生活の中での患者理解

　看護の役割は，1人1人の背景を十分理解し，障害された機能を補い，安心して日常生活が送れるよう，患者を手助けすることである。24時間の生活の中で，患者に何ができ，何ができないかを見極める。そして，それがなぜできないのか，どんな病的体験に基づいているのかを考える。また，一部を援助すべきか，全部を援助すべきか，自立を促すかを判断する。精神科看護においては，患者に接しながら，その患者の求めるものは何かを考え，患者と話し合いながら必要な援助を導き出すことが非常に大切である。実際の看護では，食事・睡眠・排泄の状況・清潔の保持・対人交流の状況・コミュニケーションのとり方・行動範囲など，細やかな観察が必要となる。そして，得た情報を医師や作業療法士などのチーム医療のメンバーと共有し，意見交換することで初めて患者の理解に繋がる。

　しかし，患者の行動のすべてが病気と関連

があると必ずしも言えるわけではない。「疲れて朝起きれない。もう少し寝ていたい。」と終日何もせず臥床して過ごす患者がいる場面を考えてみる。もし、その状況が本当に疲れていて、自分でも寝ていたくなるだろうなというふうに共感できれば、そのまま働きかけをせず様子をみることになるかもしれない。しかし、前日の様子、これまでの行動から考えて、無為状態と判断すれば、いかに起床を促していくかというプランを考えていくことになる。

4. 患者の健康的な側面を見つける

「何もしたくない」と自閉状態でいる患者や、妄想に支配されていた患者が、ある時、にこやかに笑い、本当に楽しそうに活動する場面をみかけることも珍しくない。病気によって損なわれた側面だけをみるのではなく、同時に、健康的な側面をみつけ、そこに働きかけを行う援助も重要である。

以上をまとめると、患者を理解する際には、①偏見を捨てて、患者の行動をありのままに観察すること、②患者の立場から、病気としての行動とその人の人間としての行動の両面から総合的にとらえること、③個別的に理解すること、が大切である。このような患者理解の技術を十分身につけて、患者の状態にあった援助方法を検討し、医療チームの一員として治療の中に参加をしていくことが精神科看護師に求められる。このような技術は、精神科疾患を持つ患者の対応において、看護師以外の医療スタッフにも求められるだろう。

B. 看護の実際

精神科看護では日常生活の援助が必要になることが多い。清潔の保持・排泄・食事・睡眠・服薬行動・金銭管理など、人間の生活に必要な行動に関し1つ1つアセスメントしていくことが必要である。

精神疾患患者の日常生活行動は、身体機能の障害はなくても、意欲や関心が低下する、思考がまとまらない、もしくは集中できないなどの精神疾患の特徴により大きく影響される。家庭生活の中で、家族に日常生活能力を教育されていないために援助が必要になる場合もある。さらには、入院により今までできていたこと（たとえば、食事や身の回りの整頓や歩行など）ができなくなるということもある。また、向精神薬の影響により日常生活動作が行えなくなっていることも考えられる。

日常生活における障害の程度には差があり、日常生活全般の行動が障害される場合と、ある特定の行動だけが行えない場合がある。たとえば、入浴はできているが着替えができていない、洗面はしているが歯磨きはできていないなどである。行動のできている部分だけに目を向けていると、一部のできない部分が見落とされやすい。日常生活能力を判断するには、生活全般にわたる細かい観察を行い、自立していない領域と自立している領域の程度を判断し、自立していない原因を特定していくことが重要になる。

清潔の保持を例にあげる。患者が清潔の保持ができなくなる要因は、うつ状態で何もしたくない、自分で意思決定ができない、周囲が気になり清潔行動に関心が向かない、気分の変動が激しく集中できないなど、さまざまな精神症状による場合がある。あるいは、清潔か不潔かへの執拗なこだわり、不安緊張による行動の停止、体力低下、依存、しつけとして身についていないなどが清潔を保持できない要因となっている場合もある。このように、それぞれの日常生活行動における障害の要因をアセスメントし、個々の患者に必要な援助計画を立案していくことが大切である。

C. コミュニケーション技術

1. 言語的コミュニケーションと非言語的コミュニケーション

患者・治療者関係を作っていく際、コミュニケーション技術は欠かせない。コミュニケーション技術には言語的コミュニケーションと非言語的コミュニケーションがある。言語的コミュニケーションは、言葉を交わすことでのコミュニケーションを、非言語的コミュニケーションは、表情や態度など言葉以外のものによるコミュニケーションをいう。この2つのコミュニケーション技術を上手に使って援助を行っていく。以下に非言語的コミュニケーションの例をあげる。

1) タイミングや声のかけ方

患者に挨拶をしても反応がない場合もある。この場合の患者の非言語的コミュニケーションをうけとることが大切である。表情・態度・しぐさなどをとらえ、声をかけ続けるべきか、黙ってそばに付き添うべきか、あるいは、しばらくそばを離れ、時間をおいて声をかけるかなどを判断することも求められる。

2) 沈黙への対応

患者の沈黙は、無視・敵意・同意・愛情などさまざまな意味を持つ非言語的コミュニケーションである。その際、あせらずその時間を共有することが必要になる。患者がどんな気持ちでいるかを考えていくことが重要である。

3) 位置関係・距離

コミュニケーションをとろうとする時は、患者との心理的距離から物理的距離を考える。近づき過ぎると脅威を与えることになり、遠すぎると患者に不安を与えるため、どの程度の距離を保つかを考えていく。初対面では、斜め45度くらいから接すると関係が取りやすい。90度の位置は少し関係がとれた患者の精神面に深く入る時に有効といわれている。

4) タッチング

タッチングは患者の痛みや不安を軽減する効果がある。血圧を測ったり、洗髪後にドライヤーで髪を乾かしたり、整髪したり、爪を切ったりなど自然な形で行われている。もちろん、患者の状況や信頼関係の程度により、注意をして行う必要がある。

2. コミュニケーションの障害

精神疾患にかかることで、さまざまなコミュニケーションの障害が生じる。統合失調症を例にとると、患者が病的な体験にとらわれ、活動意欲が低下する。外界に対する関心が低くなり、自閉的になることも多い。そうなると、相手に対し自分の気持ちを伝えようとする意思も失われ、他者とのコミュニケーションの機会も減る。硬さやとっつきにくい、もしくは冷たいなどの印象をもたれるために、周囲の人との距離ができていく。

思考障害や、幻覚・妄想などにより、患者の発言が理解できにくいものとなる場合もある。行動の障害により、行動のコントロールができずに、意のままに周囲を振り回し、周囲に不快な感じを与えることもある。精神症状ばかりでなく、内服している薬が、コミュニケーションに影響を与えている場合もある。

3. コミュニケーションの障害を持つ患者への対応

1) 患者に関心を向ける

日常の生活場面で患者に意識的に関心を向ける。具体例をあげると、看護者は、朝の挨拶・検温や血圧測定・時間ごとの訪室など機会を作りながら、何気ない日常会話をする。身体状態によっては、入浴や食事・歩行などの援助を行いながら、積極的に関心を向け、声をかける。また、一緒に散歩をしたり、

日々のベッド周囲の整理整頓を行ったり，日常生活全般の援助を一緒に行うことの1つ1つが患者のニーズを把握し，信頼関係を築くきっかけを作る。その際，関心を向けていることを相手に伝えていくことが大切である。特に，関係づくりの難しい患者に対しては，毎日根気よく，少しずつ関わりを増やしていくことが有効となる。

2）患者の立場になって考える

たとえば幻聴で苦しむ患者に対して，幻聴そのものを理解することは困難であるが，幻聴によって生じる「つらい」「悲しい」「怖い」という気持ちに寄り添うことはできる。患者の立場になるということは，患者のつらさや苦しさを理解するということである。また，1人1人異なった対応をしたり，そのときの看護者により対応が矛盾しないようにチームで話し合い，一貫した態度で対応することが大切である。

3）よい聞き手になる

患者の話を十分傾聴し，受容的態度で接することで，患者が安心して混乱を整理することができる。自分の価値観を押し付けず，患者の価値観を尊重し，相手の感情に巻き込まれることなく，相手の気持ちになって考えられる共感性が必要である。

D. 安全と事故防止

精神科においてリスクの高い事故としては，「転倒・転落」「誤薬」「ルートトラブル」「暴力行為」「誤嚥・窒息」「自殺・自傷」「離院」などがあげられる。いずれの事故においても，予防には入院時の情報収集・観察・アセスメントが重要である。

E. 自殺・自傷の予防

潜在的に自殺念慮を抱いている精神疾患患者は多い。しかし，他方でその患者たちの治療を開放病棟という環境下で行い，社会復帰目的で，外出・外泊を許可したり，薬物を自己管理させたりすることは，治療上必要な過程である。

危険を認識した上で事故を防止するためには，さまざまな努力が必要となる。その一例として，看護師が患者と交わす約束がある。約束を交わす際に，それぞれの患者に応じた内容を提示し確認しておくことが大切である。以下に具体例をあげる。

- 入院時危険物（針・剃刀・はさみ・果物ナイフなど）の確認を行い，持ち帰るか預かりとする。
- 持参薬はすべて確認し，看護師管理が必要な場合は預かる。
- 30分から1時間ごとの患者の所在確認を行うため，患者に協力を依頼する。
- 初回入院は1週間程度の病棟内安静を提案し約束をする。

自傷や自殺企図歴のある患者については，特に信頼関係を築きながら，これらの約束の確認を続けていくことが必要となる。

自殺・自傷に至る過程については，何らかのサインを示されることもある。そのサインを見逃さないようにしていく必要がある。食事・睡眠・排泄・面会・人間関係・実際の患者の言動などの日常の観察を行い，申し送りやカンファレンスなどを通じて，医療者全体で情報を共有し，自殺・自傷のリスク，行動範囲などの検討を行う。

F. 安全の確保と人権擁護

患者の症状からみて，本人もしくは周囲の者に危険が及ぶ可能性が高く，保護の必要性があると判断された場合は，閉鎖病棟への入

院となる。患者の症状，状態に応じ室内の日用品は必要最小限にし，安静保持ができるよう援助する。

統合失調症の急性期では，外部からの刺激により症状が容易に悪化し，興奮が強まることがある。そのような場合に外部からの刺激を避け，他患者との接触によって生じる混乱を最小限にし，安静・休養を十分取るために室内安静が指示される。自殺行動や自傷行動を行う患者については，身の回りのものすべてを預かりにする場合もある。

実際には，人間としての最低限の生活を保持することと，安全確保のため環境や日常生活を制限することのいずれを優先すべきか，という判断は難しく，葛藤が生じる場合も少なくない。精神症状の悪化の際は，理解力が低下していることも多く，患者へのインフォームドコンセントがむずかしい場合もある。しかし，このような状況でも，できる限り，説明を行い，同意を得る努力を行うことが必要である。人権擁護と危険回避という相反する目標をどう理解して治療に参加していくか考え，チーム医療の中で自己の意見を述べることも看護職として重要な役割である。

参考図書

1) 川野雅資：精神看護学Ⅱ・精神臨床看護学．ヌーヴェルヒロカワ，2007．
2) 清水順三郎：精神看護学②．メヂカルフレンド社，2003．
3) 鹿島清五郎：精神科看護の手引き．日総研，1986．
4) 山本勝則：根拠がわかる精神看護技術．メヂカルフレンド社，2008．

8. 精神保健福祉士の役割

九州大学病院精神科　精神保健福祉士　真名子みゆき

A. 精神保健福祉士とは

「入院中心から地域医療・地域生活支援へ」という基本的な方策を進めるため医師・看護師に加え臨床心理士・作業療法士・精神保健福祉士など専門職のチーム医療の導入によって個々の社会復帰の促進を図る医療へと入院医療の質が転換してきた。精神障害者の安定した地域生活の持続には医療と福祉の両面の支援が不可欠で、そのため医療と福祉の連携がスムーズに図れることが最も重要と考えられる。

精神保健福祉士は、精神科ソーシャルワーカー（PSW：Psychiatric Social Worker）という名称で1950年代より精神科医療機関を中心に医療チームの一員として導入された専門職である。社会福祉学を学問的基盤として、精神障害者の抱える生活問題や社会問題の解決のための援助を行い、社会参加に向けての支援活動を通して、その人らしいライフスタイルを獲得させることを目標としている。1997年に精神保健福祉領域のソーシャルワーカーの国家資格として「精神保健福祉士」が認定された。高ストレス社会といわれる現代にあって、広く国民の精神保健保持に資するために、医療、保健、そして福祉にまたがる領域で活躍する精神保健福祉士の役割はますます重要になってきている。

2009年2月28日現在、精神保健福祉士（以下「PSW」という）国家試験合格者は39,950人、精神科の医療機関、保健所、精神障害者の福祉施設などに所属して、精神障害者の社会復帰を援助している。

具体的には、就労、各種給付制度などの相談に応じ、支援制度の利用など退院後の生活についての助言・指導、規則的な生活、金銭管理など日常生活に適応するための訓練、家庭・学校・職場などとの連絡・調整・手続きなどを行う。

B. 各機関でのPSWの役割

1. 医療機関

医療機関でPSWが担う業務は、単科の精神科病院、総合病院の精神科、精神科診療所、医療機関併設のデイケアなど、配属先によって違う。しかし、精神障害者の生活を支援する立場であり、医療と地域生活の橋渡しをすること、常に権利擁護の視点を持つこと、医療機関にあっても治療を担うのではないことは共通している。

PSWは医療職ではなく、主治医がいればその指導を受けるが、専門的な視点に基づく判断とそれによる支援を行う職種となる。主治医や看護師、作業療法士や臨床心理士など、機関内の他職種とのチーム医療を展開し連携を保ち、また、病院外の他機関との連携による援助活動を展開する。

本人や家族は医療を受けることで初めて福祉サービスについての情報を得ることも多く、精神障害者（患者）を行政や地域資源につなげる役割を担う。

また、入院治療では治療の必要性から行動を制限する側面があり、本人の人権を擁護し、

本人への必要なサービスを提供するとともに，所属機関への働きかけなど人権擁護の意識を組織内に広める。ことに大学病院では，医師，看護師ともに異動が多く，精神医療特有の人権上の配慮などについて，経験と知識を持たない新人スタッフも多いため，精神科入院の根拠となっている精神保健福祉法のスタッフ教育，指導も行う。

2. 社会復帰施設

社会復帰施設などでは，その設置目的によってPSWの業務も幅がある。日常生活訓練をする施設では，家事などの具体的な基本動作を一緒に行い，助言する。就労前訓練や作業を行う目的の施設では，作業を通して社会参加することを支援する。また就労前のトレーニングや，実際の就職活動に関する助言，職場への定着のための支援などを行う。地域生活の支援を主目的とする施設では，利用者に電話や対面，訪問による相談や日常生活にかかわる各種サービスを提供する。また，各種情報の発信や，居場所提供も行う。関係機関相互の連携の中心となり，ネットワークを活用して精神障害者のよりよい生活を支援する立場でもあり，ボランティアの養成や身体・知的障害者や高齢者，児童など地域住民を幅広く対象にすることもある。2006年4月「障害者自立支援法」の施行により，社会復帰施設体系は改訂され，現在は移行期間のため，各施設の事業内容に変更が生じている。

3. 行政機関

行政機関では，法律に基づいた各種支援事業や手続きの実施を担うほか，今後の地域における精神保健福祉の充実発展のために，現状分析や将来を見通した計画立案・調整なども担当する。

4. 司法施設

「心神喪失等の状態で重大な他害行為を行った精神障害者の医療及び観察に関する法律」（2003年制定）による新しいシステムに基づく社会復帰調整官や精神保健参与員などの多くはPSWが活躍している。本法に基づく指定医療機関では，専従のPSWがチーム医療の一員として社会復帰プログラムなどの業務を担う。また，矯正施設においてもPSWの配置が始まっている。

5. その他

老人病院や介護保険施設，教育現場や職場にPSWを配置して利用者の生活支援や家族支援，復職支援などを行っている。

また，都道府県立精神保健福祉センターに設置される精神医療審査会や，市町村が行う障害者自立支援法下での障害程度区分認定審査会，社会福祉協議会の日常生活自立支援事業（旧地域福祉権利擁護事業）や運営適正化委員会への参加などもある。

C. PSWによる支援

精神障害者は「病と障害」をあわせもった生活者として，経済面や家族関係調整など日常生活の安定を図り，よりよい生活を送れるよう支援することで地域生活が持続する。

「医療費の支払いが大変」，「保険や年金について知りたい」，「私たちがいなくなった後，この子の生活はどうなるのか」，「病気で会社を休んで給料が出ない」，「何か使える公的サービスはないか」，「在宅での通院や介護が心配」，「お金の管理が出来ない」など，さまざまな不安や問題を抱えている。それを少しでも解消していくには，医療費制度や福祉制度など社会資源の利用が不可欠である。高額医療費や自立支援医療など最低限の知識として

医療従事者も知っておくべきであるが，各人の世帯や収入，家庭の状況によっても使える制度も異なるため専門のPSWと連携し，支援することが望ましい。

以下に入院中でのPSWによる支援の一例を挙げる。入院患者本人や家族から「家に帰っても悪くなってまた入院するだけ」，「家族に負担をかけたくない，自立したい」，「将来を考えてそろそろ自立して欲しい」と医師に訴えがあり，医師よりPSWへ退院支援依頼がある。PSWはまず，本人や家族との面談を行い世帯状況や生活環境，経済状況や福祉制度の利用などを確認する。

患者は家族との関係も上手くいかず，自宅に帰ると服薬も不規則となり調子を崩し入退院を繰り返している。学生時代や働いている時に1人暮らしの経験もあるが，それももう10年以上も前である。1人暮らしには本人，家族ともに不安がある。経済的に裕福ではないが，本人の障害年金と家族からの支援で生活はなんとか出来るという状況がわかり1人暮らしを今後の目標とし支援していくこととする。

退院直後より1人暮らしをするには難しいため，日常生活上の援助をする世話人などがいるグループホーム（共同生活援助）を紹介しPSW同伴にて見学，申し込みをする。入居にあたり，日中の活動の場としてデイケアに通所することとし，服薬指導と体調管理のため訪問看護を導入する。

その間，数回に渡り本人，家族との面談や各関係機関でのケア会議を開き，退院後の生活の支援体制を整える。退院後も他機関と連携し継続支援を行う。

上記のように，生活の場の確保が必要なケースや転院調整，在宅支援，復職支援などさまざまなケースでPSWは社会資源の活用や他機関との連携を行っている。

現在，医療機関や福祉施設などさまざまな機関にPSWは配置されており，医療と福祉両面の支援で精神障害者の安定した地域生活への一助を担っている。

参考図書

1) 柏木 昭，助川 征雄，寺谷 隆子，ほか：新精神医学ソーシャルワーク．岩崎学術出版社，2002．
2) 新福 尚隆，浅井 邦彦：世界の精神保健医療—現状理解と今後の展望．へるす出版，2001．
3) 森谷 康文，杉本 豊和，ゆうゆう編集部：生活・医療・福祉制度のすべてQ&A—精神障害のある人と家族のための．萌文社，2008．
4) 日本精神保健福祉士協会：これからの精神保健福祉—精神保健福祉士ガイドブック．へるす出版，2009．
5) 精神保健福祉研究会：精神保健福祉士法詳解．ぎょうせい，2007．

9. 精神科作業療法

福岡大学医学部精神医学教室　作業療法士　富山優子

A. 作業療法とは

　作業療法は Occupational Therapy（OT）の和訳であり，多くの精神科病院において治療法の中に取り入れられている。作業療法の「作業」とは occupy の派生語である occupation の訳である。occupy には「占領する」「占める」「費やす」などの意味があり，一生懸命取り組んで時間を費やしたり，そのことで気持ちをいっぱいにしたりするようなことを意味する。好きなことに取り組んでいるうちに自然と体力がついてきたり，イライラや沈んだ気持ちが治まったりと，「作業」自体が心身によい影響を与えることであり，作業療法は「作業」の効果を最大限に発揮させる治療法である。

　作業療法は，身体障害，精神障害，発達障害，老年期障害など，さまざまな分野で実践されている。

1. 定義

　作業療法とは，身体または精神に障害のある者，またはそれが予測される者に対し，その主体的な生活の獲得を図るため，諸機能の回復，維持および開発を促す作業活動を用いて，治療，指導および援助を行うことをいう（日本作業療法士協会）。

2. 精神科作業療法の歴史

　精神科作業療法は，道徳療法が盛んになった18世紀後半～19世紀半ばが始まりの時期と考えられている。日本では，1901年に医師の呉 秀三が巣鴨病院医長に就任し，患者を拘束具から解き，女性患者に裁縫部屋を与えたことが，作業療法の始まりとなった。1965年には「理学療法士及び作業療法士法」が制定され，専門職としての作業療法士が誕生した。

B. 精神科における作業療法の目的と役割

　精神科における作業療法では，精神科疾患による精神機能の障害に直接働きかけるのではなく，患者の健康的な部分に働きかけ，環境を調整したり社会資源を利用したりすることなどにより，疾患が長期に経過することによる生活能力の障害や，社会生活上の不利を軽減させ，その人なりの生活を再建する援助をする。

　精神科において作業療法を行う目的は，患者の治療目標によりさまざまであるが，一般的には以下のことが挙げられる。

- 生活リズムをつける
- 興味，関心を広げる
- 自信の回復
- 能力の再確立
- 対人関係の改善
- 社会適応性の向上

　このほか，治療者側からの目的として，作業療法活動を通して，作業療法士が患者の作業遂行能力（集中力や理解力，作業遂行の丁寧さ，正確さ等）や対人関係能力（他者への配慮，協調性等）を評価し，治療スタッフに情報を提供するといったこともある。

C. 精神科作業療法の実際

精神科における作業療法は，入院や通院といった医療をはじめ，保健，福祉，教育，職業領域に及ぶが，ここでは主に入院患者を対象とした作業療法を中心に述べる。

1. 作業療法のプロセス

作業療法の流れを以下に示す。

作業療法は，医師の作業療法指示箋が出されてから開始される。指示箋が出されると，作業療法士は患者の評価を行い，目標を立て，目標に基づき治療計画を立案する。

治療計画とは，具体的には作業療法の実施頻度（週に何日），参加する作業療法の集団の大きさ（大人数のグループ，少人数のグループ，1対1），実施時間と時間帯（午前，午後），内容（ストレッチ，創作活動など），実施する場所（自室，作業療法室）などを計画することである。

2. 作業療法の実際

入院作業療法では，患者1人あたり1日2時間を標準として行われる。作業療法士1名が実施できるのはおおむね25名を1単位として1日に2単位，50名を標準としている。

福岡大学病院で実際に行われている病棟作業療法の週間プログラムの例を表1に示す。

表には集団で行っている作業療法活動を示している。場所は作業療法室や屋外のグラウンドなどであり，集団の大きさや凝集性はプログラムによって異なる。集団で行うことが難しい患者は表に示す作業療法活動とは別に個別で行っている。

1) ウォーミングアップ

ストレッチやコーラス，音楽鑑賞を行う。午前中の決まった時間に作業療法活動が行われていることで，生活リズムを整えやすい。

2) 創作活動

陶芸や手芸，革細工などの創作活動を行っている。自分の好きな作業活動に没頭する時間をもつことで，自身の病気のことから少しの間離れることができ，気分転換になる。また，作品が出来上がった時には達成感が得られ，自信の回復につながる。

このプログラムでは，参加者が各々自分に合った作業活動を行い，他者と同じ空間で同じ時間を過ごしながらも特別に他者との交流を必要としない。そのため，対人緊張の強い患者や自閉の強い患者にとっては，作業活動に没頭することで，安心して人の中にいることができる場となる。

3) スポーツ

卓球やバレーボールなどを行う。適応的なエネルギーの発散や体力の向上につながる。他者と関わることに苦手意識をもっている患者であっても，スポーツを通せば他者との交流をはかりやすい。

表1 週間プログラム

	月	火	水	木	金	土
午前	回診	ストレッチ 創作活動	コーラス 園芸	音楽鑑賞 創作活動	コミュニティ ミーティング	フリー活動
午後	SST	スポーツ	創作活動	回想法	小人数グループ	

3. 疾患別の作業療法

作業療法プログラムをどのように利用するのかは，目的や精神障害，回復段階によって異なってくる。ここでは，統合失調症と気分障害の患者に対する作業療法について述べる。

1）統合失調症

統合失調症の回復過程を早期，回復期，維持期に分け，各時期における作業療法について述べる。

①早期（急性期，亜急性期）の作業療法

薬物療法と安静により精神症状が落ち着き始める頃に作業療法を開始することが多い。この時期は亜急性期と呼ばれ，言語の減少，睡眠過剰，身体違和感，億劫感，抑うつ感などが特徴的な時期である。

早期の作業療法は，動揺しやすい不安定な状態からの早期離脱をはかり，安心感を持ってもらうことを目的とする。

具体的には，病棟内にあるスペースでストレッチ体操を行ったり，積極的な他者との交流を必要としない音楽鑑賞を行ったり，創作活動を行ったりする。この時期は，「何となく落ち着かない」と訴えて自室の出入りを繰り返したり，落ち着いて作業療法活動に参加しているかと思えば，ちょっとした刺激に影響を受けて，容易に混乱をきたしたりすることがある。この時期の作業療法では，他者と一緒に何かをするというよりは，作業を行うことで人の中にいて安心して過ごす体験をすることを目的としており，見学参加や途中退出を保証する。

作業療法の導入に関して，作業療法を導入することが安心や安全を保証し，症状の軽減になるか，反対に混乱を増すことにならないか，早期の作業療法を導入するにあたっては，症状の把握だけではなく，病棟での生活の様子などを踏まえ，十分検討することが必要である。

②回復期の作業療法

人の中で過ごせるようになり，現実的な活動に関心が向くようになってくると，生活リズムをつけ，他者に受け入れられる体験が必要となってくる。

この時期には少しずつ自分が楽しめる時間が増え，客観的には表情が豊かになり，活気が出てきたりしているように見えるが，患者本人は自分の回復に自信が持てず，先に進むことに対して不安を訴えることがある。そこで作業療法活動では，不安を抱きながらも，行ったことが他者に受け入れられる，他者に喜ばれる，といった体験を積み重ねることが大切となってくる。同時に，楽しめる活動を通して徐々に意欲や体力を回復させることも，社会復帰に向けて重要である。

③維持期の作業療法

病状に大きな変化はなく，生活をする中で再発を防ぎ，生活の質の維持や向上をはかる。病院などで状態を維持している患者は，自閉的な生活になりやすい。作業療法では，レクリエーションや創作活動，園芸などを行い，侵襲的にならないように配慮しながら現実的な関わりを続けていく。

2）気分障害（うつ病，躁うつ病）

薬物療法や休息，精神療法，認知療法といった治療と並行して作業療法が行われる。

①早期の作業療法

早期の作業療法は十分な休息がとれた後に開始する。

うつ病相では，ある程度休養の時期が過ぎると，多少何かしてみようといった気持ちが起こってきて，自分から作業療法への参加を希望することが多い。しかしまだこの時期は疲れやすく，集中力が低下している状態であるため，短時間の活動を行う。また，過去の自分の能力と比較して自責感や，自己卑下といった感情を引き起こす危険性があるため，作業活動としては，以前に行っていたものよ

り馴染みの無いもの，また工程が複雑でないものを提供する。

躁病相では，興味や行動の拡散を起こさないようにしながら，簡単で失敗の少ないもの，短時間で行える見栄えのよいものを作業活動として提供する。

②回復期の作業療法

少しずつ現実的なことが考えられるようになると，無理や焦りが起こりやすい。この時期の作業療法では，患者のやってみたいという気持ちを大切にしながらあまり複雑でない課題から取り組んでもらう。作業療法士は出来たことをそのまま評価し，徐々に自信を取り戻せるよう援助する。過大な評価は，患者の自尊心を傷つける可能性もあるため注意する。

この時期には，息抜きや気分転換の方法を一緒にみつけていくことも重要である。それまで仕事や家事などに一生懸命で，なかなか自分のために時間をとれなかったために，作業療法の中で陶芸をしたり，スポーツをしたりして，「久しぶりにこんなことをしました」「体を動かすと気持ちいいですね」などと話す患者も多い。

また，徐々に意欲や活動性が戻ってくると，患者が元々もっていた行動パターンが作業療法場面でも起こってくる。たとえば，物事に熱心に取り組み，完璧を求め，終了後には疲弊してしまったり，他者に作品をあげたら喜ばれ，また作って欲しいと言われたから，と少し無理をして他者のために作品作りをしたりする。このような行動パターンや対人関係パターンにより，退院後の生活において患者は再び疲弊し，うつ状態になる可能性もある。そこで作業療法では，患者が自分で認識できるように導き，上手に休息をとりながら無理をせずに生活できるように援助していく。

まとめ

今回は入院患者を対象とした作業療法を中心に述べたが，外来やデイケアといった通院患者に対しても行っているものである。疾患や障害の程度だけでなく，その人の抱える社会的役割や家族背景などによっても援助方法や内容を検討する必要があるため，他職種と情報を交換しながら行っていく必要がある。

参考図書

1) 山根　寛：精神障害と作業療法（第2版）．三輪書店，2003．
2) 山根　寛，香山明美，ほか：精神障害作業療法―急性期から地域実践まで―．医歯薬出版，2007．
3) 松下正明：臨床精神医学講座 精神医療におけるチームアプローチ．中山書店，2000．

10. 精神科デイケア・リハビリテーション

福岡大学医学部精神医学教室　田中謙太郎

A. 精神科リハビリテーション

1. 精神科リハビリテーションの概念

精神科リハビリテーションとは「長期にわたり精神障害を抱える人が，専門家による最小限の介入で，その機能を回復するのを助け，自分で選んだ環境で落ち着き，自分の生活に満足出来るようにすること」である。機能を回復するという意味を広くとらえるとともに，精神科リハビリテーションが自己決定，QOL等の多くの理念を含んだものとして定義されるべきものであることを示している。

2. 精神科リハビリテーションの施設

精神障害者の社会復帰・福祉制度は，社会復帰施設・居宅生活支援事業・社会適応訓練事業（職親）を柱に体系化された。

精神障害者の社会復帰のためのリハビリテーション施策は，退院後の一定期間，入所や通所で訓練や指導を受ける社会復帰施設として，「精神障害者生活訓練施設（援護寮）」「精神障害者福祉ホーム」「精神障害者授産施設」「精神障害者福祉工場」があり，「地域生活支援センター」の諸々の援助を基盤に，生活面での居宅生活支援として，「居宅介護（ホームヘルプサービス）」「短期入所（ショートステイ）」「地域生活援助（グループホーム）」が制度化された。地域社会生活上の施策では，「社会適応訓練事業（職親）」「精神保健福祉手帳」「小規模作業所」「社会復帰促進事業（社会復帰施設相談窓口）」等による支援策があげられる。

3. 精神科リハビリテーション専門職の役割

わが国の精神科医療領域におけるチーム医療は，戦後しばらくして小児精神科領域で先駆的な臨床チームが編成され，その後デイケア等における試行的な試みが研究機関等でなされていたにすぎなかった。したがって，多くの精神科病院でチーム医療が模索され展開されるようになったのはごく最近のことである。そして，チーム医療の展開は，精神科リハビリテーションの進展と不可分な関係にあった。精神科リハビリテーション領域では，臨床チーム編成はごく自然な形でできあがりつつあり，病棟をはじめデイケア・社会復帰施設等で編成されている。さらに，地域での他専門職や非専門職との連携も，精神障害者を支えるという観点から徐々にではあるが，形づくられている。

精神科リハビリテーションにおける専門職種は，精神科医師・精神科看護師・保健師・精神保健福祉士・臨床心理士・作業療法士が狭義の臨床チームとして編成される。また広義のチームには薬剤師，栄養士等も含まれる。地域精神保健領域においては，精神保健福祉相談員や保健師が，早期発見・早期治療，社会復帰・社会参加に向けた多様な支援を病院精神医療や社会復帰施設と連携し活動している。

B. 精神科デイケア

　精神科デイケアとは，精神科リハビリテーションの中に分類され，社会復帰援助活動のひとつである。退院後スムーズに社会参加（就労）や安定した地域生活に移行するのが難しく，閉じこもりがちとなってしまう患者や，地域社会や他の人と接する機会が少なく，生活の幅を広げていきにくくなっている患者を対象に集団活動を行っている。

　統合失調症をはじめ，精神科のいくつかの病気は，残念ながらいまだに十分な治療ができず，回復と再発を繰り返しながら，あるいは再発防止のために社会生活に相応の制限を受けながら暮らしている患者が非常にたくさんいる。

　デイケアとは地域の中で必要なケアを受けることによって，自宅を基本に，療養生活が行えるようにしていき，就労などに向かう援助をしようとする考え方である。

1. デイケアの分類

　デイケアは以下の4つのタイプに分けることができる。
①治療型
②訓練型
③生活支援型
④居場所型

　統合失調症などは病気によって，生活エネルギーそのものが減少して生活がうまくいかないということがある。神経症などでも人間関係や社会との接点がつかめずに苦しんでいることは珍しくない。デイケアのグループ活動を通して，こうした点の改善に向けていこうという積極的な視点を持つのが「治療型」といえる。上手に息抜きをすることやバランスよく付き合い，活動できることが重要だという場合も多い。

　「訓練型」はある程度病状の安定した患者が，就労に向けて何かの技術を身につけたり，練習をすることを中心にしている。まず毎日朝遅れずに通所できることを目標にすることから，木工や洋裁，印刷，英会話，パソコン，ワープロなど何か身につけることまで行う。地域の作業所などと関わりを持って，実際にそこで働くことができるように，技術を身に付けようとする患者もいる。作業訓練だけでなく，職場での人間関係作りやストレスへの対処法なども重要な側面である。

　「生活支援型」は仕事というよりも暮らしに注目したものである。心の病が起こるとさまざまなことが大きく変わってくる場合がある。収入源となる仕事や，家族関係や今後の暮らし方についても，患者本人をはじめ家族にとっても大きな問題である。デイケア内の活動だけでなく，ケースワーカーをはじめスタッフが家庭の日常を含めて支援する。料理教室などの家事や生活に必要な知恵，家族関係の調整なども大事なことである。

　「居場所型」は，心の病も身体の病気と同じように症状がある程度おさまって家庭での生活ができるようになっても，仕事に行くのが難しかったり，再発の恐れがあって無理のできない生活になる場合もある。ただ，そうした場合でも1日中家にいるばかりの生活では，患者本人も家族も消極的な生活になるばかりであるため，回復の過程に合わせて，それなりの生活を見つけていくことも大切である。「居場所型」のデイケアは，特別な目標に向かっていくというよりも，長い人生の暮らしの中で，状況の似た人が寄りあって，交流を持っていける場所としての働きを考えているところである。喫茶店風に仲間が気楽に出入りしているところや，趣味のサークルのように活動しているところもある。「生活支援型」と共通する部分も多いが，長期的な視点で安定した生活を持続させることに意義が

ある。

2. デイケアの利用方法

デイケアは基本的に，日中みんなが寄り集まって活動するところであるので，分類通りに明確に分かれているわけではない。むしろ，こうしたいろいろな要素を複合させて活動しているところが多い。大事なのは患者本人がデイケアを利用するときにどういう目的で利用し，何を期待していくかということである。デイケアに参加するときはそうした点を主治医やスタッフとよく話し合うことが大切である。同じデイケアに通っていても，それぞれの患者で目標は違っているかもしれないが，そうした違う状況の患者たちが集まって，情報交換をしたり，話し合うことができたりするところにも意義はある。お互いに影響を受け合いながら，それぞれの目的に合わせて利用することが好ましい。

参考図書
1) 窪田　彰：精神科デイケアの始め方・進め方．金剛出版，2004．

11. 精神科医療に関する法律

福岡大学医学部精神医学教室　正化　孝

　精神科医療に関する法律にはいくつかあるが、最も主要なものは「精神保健及び精神障害者福祉に関する法律」(以下精神保健福祉法と略記)である。ここでは精神科医療の現場で実際に医療を行う際、特に入院治療を行う際には必ず知っておかねばならない精神保健福祉法に関することについて説明する。また、最近出来た法的制度である「医療観察法」についても簡単に触れる。

A. 精神保健福祉法

　この法律は、精神科入院患者の人権保護と社会復帰の促進をその大きな目的とするもので、「精神障害者に医療および保護を行い、その社会復帰の促進、その自立と社会経済活動への参加の促進のために必要な援助を行い、並びにその発生の予防、その他国民の精神的健康の保持および増進に努めることによって、精神障害者等の福祉の増進および国民の精神保健の向上を図ること」にあるとされる。精神科の入院治療はすべてこの法律に則って行われており、この法律に則っていない医療行為は認められない。また、この法律に則ってきちんと精神科医療が行われているかどうかを検査するため、毎年行政による実地指導が行われ、十分でない事項については厳しく指導されるというシステムになっている。精神科医療、特に入院治療を行う際には知らないでは済まされない法律なのである。

1. このような法律が必要である理由

　精神科医療の現場では患者自身が希望しない場合にも入院治療を行うことがある。病状が重く、早急な入院治療が必要な時に、患者の同意を待っていて、入院治療のタイミングを逃し、結果的に患者や家族の損失を大きくしてしまうことがある。このような場合には本人の同意が得られなくても、保護的な意味において入院治療を行う必要がある。しかし同時に患者の人権についても十分に配慮されることが必要であることは言うまでもない。

　このような際、入院治療の必要性の判断は誰がどのように行い、また、患者の自由意志や人権がどのように扱われるべきかということは大きな問題であるが、これは医師個人の恣意的な個別的判断に委ねるにはあまりにも大きい。したがって強制的な医療行為を行う際には、患者の人権を守るための公的な基本的枠組みが必要となる。

　また、昨今の医療現場では、患者の自由意志を尊重すること、インフォームド・コンセント、治療契約を事細かに行うことは当然とされ、治療法も患者が選ぶ時代になってきており、一般社会にもそのような意識が浸透している。意識的な配慮を行わずに治療行為をしたために、思わぬトラブルが生じたり、医療訴訟につながってしまったりすることも今後増えてくることが予想される。患者本人が同意していない形で入院治療を行う際には上記のようなリスクは大きくなることが予想されるが、この法律の手続きに従ってその制度の枠内での強制的な医療行為を行っているということで、医療者自身もこの法律によって守られているともいえる。

2. 現行法までの歴史

　今でこそ患者の人権を大切に扱うことは当然とされるが，歴史を振り返ると，つい最近まで国の内外を問わず精神障害者への人権侵害は後を絶たなかった。我が国にも以前から精神科医療に関する法律はあったが，内容的には社会防衛的な側面が強く，医療的な配慮や患者の人権を保護するという配慮は少なかった。精神保健福祉法は1995年に制定されたが，ここではこれまでの精神科医療が必ずしも人権を十分に考慮していなかったことへの反省から多くの修正が加えられ，患者の人権保護とともに福祉対策の充実を図ることが強く求められている。とりわけ人権侵害の舞台ともなりうる入院に際しての患者の人権をどう扱うかについては具体的に細かい規定が定められている。

3. 精神保健指定医（以下指定医と略記）

　強制入院が必要な際に誰がその必要性の判断をするのかという問題に先に触れたが，この指定医にその権限が与えられている。これは精神保健福祉法によって定められた医師の資格である。

　指定医になるためには，医師として5年以上臨床を経験し，そのうち3年以上を精神科で経験したうえで，厚生労働大臣が定める一定の研修を受け，精神障害の各種疾患についての定められたケースレポートが審査に合格する必要がある。

　強制入院に関することのみならず，患者の人権を制限するような強制的な治療行為全般（隔離室への収容や身体拘束などのいちじるしい行動制限等も含む）についての判断は，指定医でなければ出来ないことになっている。

4. 保護者という制度

　しかし指定医の判断があれば何でも出来るというわけではない。ここで保護者について説明する。

　精神科医療では保護者という言葉は，一般に使われる意味とは別に，法律で定められた制度としての役割を意味することがある。

　「保護者」は，精神保健福祉法に特別に設けられた制度であり，精神障害者に必要な医療を受けさせ，財産上の保護を行うなど，患者の生活行動一般における保護を行う者のことである。病識がないために，患者が医療を受ける機会を逃すことなどがないよう，患者に身近な者で，適切な医療と保護の機会を提供する役割を果たす者が必要であるという考え方に基づく制度である。患者の医療・保護を十分に行おうとする要請と，患者の人権を十分に尊重しようとする要請との間にあって，重要な意味を持つ役割である。その役割の大きなものの1つは，患者の意志に反する強制的な入院治療を開始する際に，患者の利益を考慮し，患者になり代わって入院についての同意を行うということである。

　指定医が入院を必要と判断しても，この保護者の同意がなければ，入院治療は出来ない。時に精神科病院に入院させたら出してもらえなくなるのではないか，と心配する家族があるが，そのようなことはない。精神科医療においては医療者の判断のみでは，人権を制限するような治療行為は出来ない仕組みになっているからである。

　では保護者という役割は具体的には誰が担うのか。精神保健福祉法では以下のように保護者の順位を定めている。

①後見人または保佐人
②配偶者
③親権を行うもの
④上記の者以外の扶養義務者のうちから家庭裁判所が選任した者

　①はまれ。②の配偶者とは婚姻届をした法

律上の配偶者のことで、いわゆる内縁関係は含まれない。③は父母が共同して親権を行うとされるため、父母双方からの同意が必要となる。①から③の場合、保護者は順位に従い自動的に決定する。④は既に成人しているが未婚の場合などにあたり、扶養義務者とは三親等内の直系血族および兄弟姉妹のことであるが、要件を満たす人間が複数存在する場合には、誰が保護者になるかを決めなくてはならない。すなわち家庭裁判所に申請し、保護者として選任されるための手続き（保護者選任の手続き）が必要となる。一般的には父母、兄弟姉妹など近しい人が保護者になる。

　④の場合には保護者選任の手続きがあるため注意が必要である。裁判所に行くということに抵抗を感じる家族は想像以上に多い。また、裁判所に提出する書類には、患者のことを「事件当人」といった法律用語で表現してある部分もあり、そこにさらに強く違和感を覚える家族もいる。時には拒否反応が強く、結局手続きを先に進めてもらえないといった困った事態に陥ることもある。

　このように保護者を決める作業には煩わしい面もあるが、その過程の中で、家族内の特別な事情やパワーバランス、患者の立場など家族間の関係などが垣間みえて治療上貴重な情報が得られることも少なくない（たとえば配偶者と患者の両親との関係や、未成年の場合であれば両親の夫婦関係など）。逆にそのようなことに気がつく暇もなく入院になった場合には、法的には問題なく手続きが進んでいても、入院後の治療で難航することがある。

　いずれにせよ、制度としての保護者という役割が臨床の場で話題になる場面は治療上重要である。精神科医療の仕組みや枠組みのインフォームド・コンセントを患者側に行うチャンスでもある。患者の病状が重く急を要する時には、患者の家族も事態の対応に追われ、疲れ果てていることが多い。余裕なく入院の判断を迫られるように感じていることもある。また、そんなときに耳慣れない精神科医療独特の法律関係の言葉を次々と聞かされて、戸惑いを覚えたり、警戒心を強めたりし、それが結局は精神科医療そのものや医療者に対する不信感へとつながっていくこともあり得る。そのため、法律に関することの説明に際しては、それに要する労力や時間はその後の治療の中で報われるものと信じて、十分に理解してもらえるまで、しっかりと粘り強く相手に説明することが大切である。

B. 精神科での入院形態

　原則的には本人の同意に基づいて入院が行われるように努めなければならない。しかし、精神障害には病識という問題がつきまとう。病識のない患者に入院の必要性を説明して納得してもらうことは非常に骨の折れる仕事である。がんばっても結局納得してもらえないことも多い。また、病状によっては患者が一定した判断を行うこと自体が困難な場合もある。そのため患者の利益を守るためには、どうしても強制的な入院が必要になることがある。

　精神科入院の形態はすべて精神保健福祉法によって定められており、以下のような種類がある。詳細については成書を参照されたい。ここでは医療保護入院に重点を置いて説明する。

1. 任意入院

　本人の同意に基づいた入院。この場合には、患者本人から退院の申し出があった場合には退院させなければならない。ただし、退院の申し出があっても、指定医による診察の結果、本人の医療および保護のために入院を継続する必要があると判断された場合には、72時間の間だけ退院させないでおくことが出来る。この点が一般の身体疾患の場合などの入院とは異なる。必要な場合には、この72時

間の間に，次に述べる医療保護入院などに切り替える手続きをとって，合法的に入院が継続できるようにする。

2. 医療保護入院

本人の同意がなくても，指定医の診察によって入院が必要であると認められた場合，保護者の同意があれば入院させることが出来るという制度で，医療と保護を行う必要があるという意味であるが，強制入院である。この入院形態は，通常は閉鎖病棟への入院という行動制限を伴う。このような人権の制限を伴う処置には，指定医の判断が必要とされている。

この入院の際には，期日内に「医療保護入院者の入院届」を提出する必要があるが，要注意である。保護者が決定しているかいないかで2つの形態があるためである。

①一項入院（精神保健福祉法第33条第一項による）

保護者がすでに決定している場合。10日以内に「医療保護入院者の入院届」を提出する（最寄の保健所長を経て県知事へ）。

②二項入院（同法第33条第二項による）

保護者が法的に決定していない場合。とりあえず妥当と思われる扶養義務者の同意による「医療保護入院者（第33条第2項）の入院届」を10日以内に提出する。この形態での入院期間は4週間しか許されないので，その期間内に保護者選任の手続きを済ませ，保護者が選任されたところで改めて選任された保護者の同意による医療保護入院（一項入院）に切り替える。切り替えてから10日以内に「医療保護入院者の入院届」を提出する。したがって，家族が保護者選任の手続きをスムースに行ってくれない場合には困ったことになる。4週間経過したところで任意入院に切り替えられるか，あるいは退院できるか，悩ましいところである。二項入院での4週間以上の入院は不可能である。それが伝わるよう家族へ十分に説明することが必要である。

なお，入院の際だけではなく退院の際にも「医療保護入院者の退院届」を退院後10日以内に都道府県知事に届け出る必要があるので要注意である。

3. 応急入院

医療保護入院と同程度の病状であるが，保護者や扶養義務者の同意がすぐには得られず，かつ緊急の入院が必要な場合に適応とされる。たとえば自傷他害（後述）の恐れはないものの，意識障害による異常行動がみられたり，昏迷状態にある者で，本人から家族の情報が得られない場合や，単身者で身元が判明しない場合などに適応となる。この場合も指定医による診察が必要で，入院期間は72時間に限られている（都道府県知事が指定する応急指定病院への入院となる）。

4. 措置入院

これは都道府県知事による入院措置で，病状が最も重い場合の入院である。症状のために自身を傷つけたり，他人に害が及んだりする場合（自傷他害），あるいはその恐れがある場合に適応される（この種の症状を措置症状という）。この入院の場合には2名以上の指定医が診察し，そのいずれもが措置該当と判断する必要がある。この際，保護者の同意は必要とされない。また，同様の状態で緊急を要するが，いろいろな事情で指定医2名による診察が出来ない場合には，指定医1名の判定で，72時間に限って入院させることができる。これを緊急措置入院という。措置入院の入院措置の解除には，指定医の診察により措置症状が消退していることが必要である。

1）入院時の告知について

いずれの入院形態であっても，患者は入院時にはその入院形式を知らされ，同時に入院継続や処遇に対する不服があるときにとれる

行動について書面で知らされる必要がある。また，入院中のその他の諸権利についても知らされ，入院形式や処遇についての不服は都道府県の行政当局に訴えることが出来ることも知らされる。

2）書類について

精神科のカルテをみると書類がたくさん入っているはずである。たとえば入院の同意書，入院の告知書，医療保護入院届け，隔離開始のお知らせ，身体拘束開始のお知らせ，定期病状報告書などなどである。これらは精神保健福祉法に定められた書類であり，このような書類とそれに関するカルテ上の記載がきちんとなされているかについては，実地指導の際に監査の対象になるので，もれなく管理する必要がある。

また，一般科でも身体拘束に関する同意書を得る場合があるが，精神科の場合は精神保健福祉法で定められた特別の書式となるため注意を要する。

実際に精神科のカルテに挟まれた書類の数々をみて，それがなぜ必要なのか，どういった意味があるのかなどを考えてみると，精神科医療の制度としての枠組みが垣間みえる。

C.「医療観察制度」

「医療観察制度」は，心神喪失または心神耗弱の状態（精神の障害のために善悪の区別がつかないなど，通常の刑事責任を問えない状態）で，重大な他害行為（殺人，強盗，傷害，傷害致死，強姦・強制猥褻，放火）を行った者（対象者と呼ぶ）の社会復帰を促進すること，および再び同様の行為を再犯することがないように治療をすることを目的として新たに創設された処遇制度である。

法の正式名称は「心神喪失等の状態で重大な他害行為を行った者の医療及び観察等に関する法律」というもので，平成15年に制定された。同法は心神喪失や心神耗弱の状態で，上記のような重大事件をおこし，不起訴や無罪となったり，刑を軽減されたりした対象者につき，裁判所が裁判官と精神科医の合議による審判で入院や通院を命令できるよう定めた。

医療を必要として入院決定（医療を受けさせるために入院をさせる旨の決定）を受けた対象者については，厚生労働省所管で定める基準に合った指定入院医療機関による専門的な入院医療が提供され，その間，保護観察所は，その対象者について，退院後の生活環境の調整を行うこととなる。病院長などの管理者は，治療により症状が改善した場合，裁判所に通知することが義務付けられ，裁判長は合議で退院許可を審査する。

また，通院決定（入院によらない医療を受けさせる旨の決定）を受けた対象者，および退院を許可された対象者については，保護観察所による精神保健観察の下で，厚生労働省所管の指定通院医療機関で通院治療を受けなければならない。通院期間は3年で，通院終了の可否は裁判所が決定することになる。このようにして必要な医療と援助の確保が図られることになっている。

対象者が入院治療を受ける専門病棟（医療観察法病棟）は，国によって手厚い医療が統一されている。質の高い病棟構造と設備，豊富な人員配置，多職種チームによる評価とケア，きめ細かな治療プログラム，電子カルテ・システム等，我が国の精神科医療の最先端と称される水準にある。機会があれば是非一度見学しておきたい。

参考文献

1) 精神保健及び精神障害者福祉に関する法律．
2) 精神保健福祉研究会：三訂精神保健福祉法詳解．中央法規出版，2007．

13. 精神科当直

福岡大学医学部精神医学教室　平川清人

　精神科の当直の業務としては，不調を呈して外来を受診する患者の対応，精神科に入院している患者の対応，総合病院においては，身体科に入院している患者の精神科的対応や通院中の患者からの不調・不眠などの電話相談などが挙げられる。

　本稿では，当直時間帯に精神科の救急外来を訪れる患者でみられる状態像をいくつか呈示し，それらの初期的な対応の仕方を中心に述べたいと思う。その理由としては，身体科に入院している患者の精神科的対応は，「精神科コンサルテーション・リエゾン」の別項に記載されているし，精神科に入院している患者の対応については，大まかな診断や治療方針が決まっていて，不調時や不眠時などの指示を主治医が出していることが多いので，その指示を基にして対応をすればよいからである。また精神科の緊急的対応については，その原疾患に対する治療をしていく一方で，その時の状態像に合わせて対症療法的なアプローチをしていくことが多いため，その状態像に合わせた対応の仕方を把握しておくことが大切である。そのため，ある状態像において，いくつかの疾患を念頭にいれておくのは当然であるが，状態像に合わせた治療が実際的であるため，それについて述べたい。

　当直帯における対応を中心として述べるため，それぞれの病態，診断や基本的な治療などの詳細については成書を参照していただければ幸いである。

A. 当直帯における外来患者・電話相談時の対応

1. 意味不明なこと，訳のわからないことを言う（幻覚・妄想状態）

　「隣の人が自分の頭に電波を送ってくる」，「皆が自分の悪口を言っている」などの訴えは，幻聴や妄想などの精神症状としてとらえられる。

　患者が語る話の内容が第三者には理解できないようなことであり，その内容を本人は確信しており，第三者が時間をかけて，いくらその考えの誤りを指摘しようとも納得せず，訂正はできないような言動が幻覚・妄想である。幻覚・妄想状態を呈する病態としては，統合失調症や重症なうつ病に伴う精神病状態や，一過性の精神病状態などのいわゆる機能性の精神疾患にみられるもの，中枢神経系の疾患（頭部外傷や脳梗塞などの後遺症）など器質的な疾患にみられるもの，身体疾患（悪性腫瘍や呼吸・心不全等）を基盤として意識障害を伴うもの（いわゆるせん妄など）にみられるものなどが挙げられよう。他科に入院中で身体的な治療をしている患者での幻覚・妄想状態はせん妄であることが多いが，このせん妄の診断や対応は，「精神科コンサルテーション・リエゾン」の項をご参照いただきたい。

　意味不明な言動の内容自体が，診断をつける際のヒントとなる。統合失調症では，「誰かが自分をストーカーしていて，殺そうとしている」という被害的な内容が多く，また家

族や医療スタッフの前でも何かにおびえた様子であることが多い。うつ病では，「私は取り返しのつかない過ちをしてしまった。これはもう償いようがない」という罪業的な内容が多く，また他者への過剰な配慮と自己を卑下する言動が目立つ。躁病では，「自分は天才で，いつか大発明をする」という誇大的な内容が多く，また他者より自己の優越性を多弁に話すことが多い。このようにさまざまな疾患で幻覚・妄想状態を呈するが，この状態の時は抗精神病薬を投与する。

1）**幻覚・妄想状態であるが，攻撃性がさほど高くなく，治療に対して拒否的でない時→内服を促す**

　内服の説明の仕方は「怖い思いがあったり，周りが気になって落ち着かないと思うが，そのような時は神経が過敏になっていることが多い。この過敏さを抑えるためにお薬を飲みましょう」と簡単に治療法を説明し，抗精神病薬の頓服を勧める。

①処方例
* リスペリドン（リスパダール®）
  0.5〜2mg/回　上限6mg/日
  または
* オランザピン（ジプレキサ®）
  2.5〜5mg/回　上限20mg/日

> 一口メモ
> ● リスペリドンには，水液があるため，これを用いると体内への吸収が速く，効果発現も速い。
> ● オランザピンは，耐糖能障害がある時には禁忌であるので，投与時に耐糖能障害の有無を確認すること。

＊これらの抗精神病薬で，抗幻覚・抗妄想作用を期待して投与するが，これらの内服のみでは，ゆっくりと休めない時は，鎮静作用をもつ抗不安薬を追加処方するとよい。

②処方例
* ロラゼパム（ワイパックス®）
  0.5〜1mg/回　上限3mg/日

2）**攻撃性や精神運動興奮が著しく，治療に対する理解が得られず，内服に拒否的な時→注射薬を用いる**

①処置例
* ハロペリドール（セレネース/リントン®）5mg/回
  ビペリデン（アキネトン/タスモリン®）
  2.5〜5mg/回
  この2種類の薬剤を混ぜて筋肉注射

> 一口メモ
> ● ビペリデンは，抗パーキンソン薬であり，抗精神病薬による錐体外路症状の出現を予防するために用いる。ハロペリドールは錐体外路系の症状が出現しやすいためにビペリデンを混ぜて用いる。

＊上記を施注しても，興奮が治まらないときは下記の処置を行う。

②処置例
* レボメプロマジン（ヒルナミン/レボトミン®）12.5〜25mg/回　筋肉注射

> 一口メモ
> ● レボメプロマジンは抗コリン作用が強く，静脈注射では心停止の危険もあるので，使い方としては筋肉注射で用いる。

　上記の薬剤を用いても，効果が不十分な時は，入院治療を念頭に入れた治療計画を考慮する必要があろう。

2. 動悸，息苦しさや過呼吸（パニック発作や過換気発作）

　夜間，突然に動悸，頻脈，息苦しさ（呼吸困難），過呼吸や手足のしびれなどの症状が発作的にみられ，また「このままでは死んでしまうのではないか」という恐怖感を抱いて，

救急車などで来院することが多い。このような状態を呈する病態は狭心症や肺梗塞などの身体的疾患やパニック障害・過換気症候群などの精神疾患でみられる。身体的診察・検査などを行い，身体的疾患によるものが疑われる時には，身体科の専門医に紹介する。しかし身体的疾患でないと判断された場合は，パニック障害や過換気症候群などによるものが考えられる。パニック障害・過換気症候群では，来院までの間に症状が軽減していたりすることもある。パニック障害による発作と診断された場合は，「この症状の原因は身体疾患によるものでなく，パニック障害と呼ばれる病気であること」，「生命には支障はないこと」，「治療において症状のコントロールができること」を伝えて不安の軽減を図ることが肝要であろう。また過呼吸の際には「ゆっくりと意識して呼吸をすること」を伝える。このパニック発作や過呼吸の際には，抗不安薬を投与する。

1）パニック発作あるいは過換気発作が治まらず，内服も困難な時→注射薬を用いる
①処置例
　＊ジアゼパム（セルシン®）5～10mg/回　筋肉注射

一口メモ
●静注をする際には，急速に投与すると呼吸抑制の危険があるため，ゆっくりと呼吸状態をみながら投与すること。

2）パニック発作あるいは過換気発作は治まっているが，発作後の不安が強い→内服を促す
①処方例
　＊アルプラゾラム（ソラナックス®）
　　0.4～0.8mg/回　上限2.4mg/日
　　または
　＊ブロマゼパム（レキソタン®）
　　2～5mg/回　上限15mg/日

3. じっとしていられない

「居てもたってもいられない」，「そわそわして落ち着かない」，「何か具体的な理由はないが，落ち着かず苦しい」などの訴えは，重症なうつ病，統合失調症やアカシジアでみられる。うつ病で，不安・焦燥が極度に強く，感情的にも不安定で，そして混乱を呈し，落ち着かずウロウロと歩き回って落ち着きがない状態を「激越状態」と表現するが，この際に「居てもたってもいられない」状況になる。また，このような状態像は幻覚・妄想や思考障害がいちじるしい統合失調症でも見られ，「不穏状態」と表現されることが多い。このように精神疾患の重症あるいは増悪時に見られる時は，鎮静作用を持つ抗精神病薬を投与する。

一方，抗精神病薬を内服中で，そわそわして常に手や足を動かして，腰を揺らしたり，足を交互に組み換えたり，立っている時に足を交互に踏みながら体を左右に揺らしたりすることがある。この病症を「アカシジア（静座不能）」と呼び，これは抗精神病薬を内服中の副作用として生じる。抗精神病薬を内服中の患者で「じっとしていられない」という訴えがあった際には，常にアカシジアも念頭に入れておく必要がある。このアカシジアでは「手足のムズムズ感」があることが多く，抗パーキンソン薬が有効である。

1）うつ病や統合失調症などの精神疾患によるとき治療に対して拒否的でない時→内服を促す
①処方例
　＊リスペリドン（リスパダール®）
　　0.5～1mg/回　上限12mg/日
　　または
　＊オランザピン（ジプレキサ®）
　　2.5～5mg/回　上限20mg/日

治療に対して拒否が強いとき→注射薬を用いる
②処置例
　＊レボメプロマジン（ヒルナミン/レボトミン®）12.5〜25mg/回　筋肉注射
2）アカシジアの時→
　　抗パーキンソン薬の投与
①処方例・処置例
　＊ビペリデン（アキネトン/タスモリン®）
　　2〜3mg/回　経口投与
　　　　または
　＊ビペリデン（アキネトン/タスモリン®）
　　5mg/回　筋肉注射
②効果不十分時の処置例
　＊ビペリデン（アキネトン/タスモリン®）
　　5mg/回　筋肉注射の追加
　　　　または
　＊ジアゼパム（セルシン®）
　　5〜10mg/回を筋肉注射

一口メモ
　アカシジアは次のようなときに見落とされやすい。
- 患者に対して抗精神病薬の投与についての説明が十分でなく、その服用を本人が自覚していないとき。
- アカシジア以外の錐体外路症状（いわゆる仮面様顔貌，寡動などのパーキンソニズム）によりアカシジアの多動が目立たないとき。

4.「死にたい」という訴え

　「死にたい」と言って夜間に救急外来を受診したり，電話をかけてきたりすることがある。あるいは薬を大量に飲んだり，リストカットをしたりなど自傷行為をして救急車で搬送されて来院ということもある。
　「死にたい」という訴え，あるいは自傷行為をして外来を受診する患者の病態としては，対人関係の傷つきに敏感で，衝動的な行為に至る境界性や演技性人格障害などのパーソナリティ障害，何らかの挫折あるいは喪失体験（「会社を解雇になった」，「子どもを亡くした」）などに伴い，気分の落ち込みや意欲の低下などを認めるうつ病，被害的な幻聴（「お前なんか死んでしまえ」，「お前なんか生きていてもしょうがない」）に，もしくは異常体験に支配される統合失調症などさまざまである。それぞれの病態に応じた治療が望まれるが，「死にたい」と訴える患者への一般的な接し方について述べる。

1）対応例
①まず患者の訴えに関心を持って，十分に聞き入る（これを「傾聴」という。情報を得ようとして，次々に質問するのは控えたほうがよい）。
②「死にたいと思うほど苦しいのですね。」とまず患者の感情や考えを支持し，その患者の心理状態を汲み取り，波長を合わせる（これを「共感」という）。
③患者が話しやすい雰囲気を作り，患者の訴えに対して受容的な態度で聞く（話を遮らずに，あいづちを打って非言語的なコミュニケーションを取るぐらいの気持ちでいた方がよい。患者が自分のうっ積した思いを言葉にすることが重要である。これを「言語化」という）。
④さらに言語化を促し，患者が落ち着いて会話が広がるように持っていく。
⑤自殺の話題を避けずに面接で取り上げて，自殺への具体的な行動ややり方，気持ちなどを聞く。自殺したいというほど追いつめられているという患者の気持ちを否定せず，認めてあげることが重要である。
⑥このようにして信頼関係を築きながら，過去の同様の困難な経験をどのようにして乗り切ったか尋ねて，自殺以外の解決策を一緒に考える（一緒に考えることで患者の心理的疎

外感や孤独感を和らげる)。
⑦何らかの解決策(頓服を飲む,ホットミルクを飲んで落ち着かせる,救急外来を受診する,後日主治医と相談するなど)を決める。
⑧最終的に自殺という解決手段を選ばないことを約束する。

―口メモ
- 緊急度が高い時ほど受容的に接し,患者の気持ちを十分に汲み取ろうという姿勢が重要である。
- 自殺への意図が明確な場合は,家族,知人や警察などの支援を依頼する。

5.「薬をたくさん飲んだ」(大量服薬の電話相談)

「精神科の薬をたくさん飲んだ」という訴えで患者本人や家族・配偶者などが電話をかけてくることがある。相談者が取り乱していたり,慌てていることが多いので,まず相談者を落ち着かせることが重要である。そして患者がどのような身体的状況にあるのかを確認し,大量服薬した状況を聞き出すことが大切である。身体的状況に関して,意識障害,呼吸状態や脈拍,体温などのバイタルサインを尋ねる。その後,これまでどのような薬を内服していたか,今回どんな薬,どれくらいの量,そしていつ頃飲んだかなど具体的に聞く。大量服薬の現場からの電話ならば,患者の横たわっている近く,あるいはゴミ箱に薬の空きシートが散乱していることがあるので,そのような物が落ちていないか探すよう指示し,内服した薬の種類や量を大まかにでも把握する。電話だけで十分な情報を得て,適切な指示をすることは困難であるため,基本的には大量服薬があった場合はすべて受診してもらう方針がよい。

大量服薬した向精神薬の種類によって,その後の生命的な予後や対応も変わってくるため,それぞれの薬の特性を把握しておくことが重要である。大量服薬時に生命に及ぼすリスクが高い薬としては,三環・四環系抗うつ薬やバルビツール酸誘導体,感情安定薬(抗てんかん薬を含む)などが挙げられる。

1) 三環・四環系抗うつ薬

三環系抗うつ薬は心血管系に,四環系抗うつ薬は中枢神経系に毒性を発揮し,前者ではキニジン様作用による不整脈や循環不全が,後者ではけいれんが問題となる。三環・四環系抗うつ薬は,通常量の10倍以下で重篤な中毒症状を呈する可能性がある。一般に10〜20mg/kgの服用が生命に危険な量といわれており,このような薬を飲んだ際にはただちに救急搬送を依頼したほうがよい。

2) バルビツール酸誘導体の睡眠薬

バルビツール酸誘導体の睡眠剤は,ベンゾジアゼピン系の睡眠薬が主流の現在,処方件数が少なくなっているが,致死率が高い。大量服薬により中枢神経抑制から中枢性の呼吸抑制や意識障害を生じたり,循環不全などを呈する。Phenobarbitalを含むベゲタミンA/B®は,処方頻度の高い薬であるが,これを大量服薬した場合は迅速な対応が求められる。

3) 感情安定薬(抗てんかん薬を含む)

炭酸リチウムは,躁うつ病で用いられることが多いが,血中濃度の有効域が狭く,比較的容易に中毒域になりやすいために注意を要する。有効血中濃度は大まかに0.6〜1.2mEq/lであるが,大量服薬などでこれ以上の濃度に達すると,嘔吐,振戦,意識障害やけいれんなどの中毒症状を呈する。

バルプロ酸やカルマバゼピンなどの抗てんかん薬の大量服薬に関しては,心毒性が問題となる。血中濃度によっては,突然の心停止の可能性もあるため,血中濃度の測定と心電図やSpO_2などを継続測定して注意深い観察を要する。

4) 抗精神病薬・ベンゾジアゼピン系の抗不安薬（睡眠薬）・SSRI/SNRI の抗うつ剤

抗精神病薬・ベンゾジアゼピン系の抗不安薬・SSRI/SNRI の抗うつ剤は，比較的安全性は高く，死に至ることは少ない。抗精神病薬における影響としては，昏睡とフェノチアジン系の定型抗精神病薬やオランザピンやクエチアピンなどでみられる低血圧が知られている。

ベンゾジアゼピン系の抗不安薬の大量服薬時にみられる症状としては，意識障害や呼吸抑制が主である。

まとめ

当直帯における対応として，薬物療法的なアプローチを中心に述べたが，援助者は，心理的困窮や悩みを抱えた患者の気持ちを推測し，十分に汲み取ろうとする姿勢が切に望まれる。そして当直帯の責務としては，どのように患者を援助していけるか，継続した支援へと繋げていけるか念頭におきながら接していくことが重要である。

参考図書

1) 「精神科治療学」編集委員会：精神科救急ガイドライン．星和書店，2003．
2) 「精神科治療学」編集委員会：精神科リエゾンガイドライン．星和書店，2004．
3) 朝田　隆，山口　登，堀　孝文：精神科診療トラブルシューティング．中外医学社，2008．

14. 精神科救急

福岡県立精神医療センター　太宰府病院　二宮英彰

　緊急事態（急に起こった難儀）を救うのが救急であるが，精神科救急の場合は，行動上の緊急事態（興奮していたかと思うと急に無言・無動になる等）であることが多い。精神科以外に入院中の患者が行動上の緊急事態を起せばコンサルテーション・リエゾンの出番になるし，路上や人ごみの中で起せば家族・関係者や警察に保護され，最終的に救急患者として精神科を受診することもあるであろう。また，行動上の緊急事態であっても，すべて精神障害が原因とは限らず，重大な身体疾患が潜んでいることもある。

　緊急事態には程度があり，一次〜三次救急に分けられている。一次救急とは外来で対応可能なレベル，二次救急とは生命的危機まではないが入院が必要なレベル，三次救急とは精神障害により生命的危機にさらされるレベル：自傷・他害の恐れがある状態である。たとえば，一次救急はパニック障害の患者が救急車を呼んで救急病院や精神科外来を受診した場合などが想定される。二次救急と三次救急は，実は，閉鎖病棟に入院するレベルの患者なら治療法や転帰に大きな差はない（当院調査より）。

　救急で重要であり，かつ，困難なのは短期間で適切なトリアージを行うことである。適切なトリアージとは，入院の必要性を的確に判断し，出来るだけ事例化（不適切な入院をさせて，後でトラブルになる；入院が長期に及んでしまう）を防ぎ，潜んでいるかもしれない身体救急を適切に処理することである。

　本項では，夜間，研修医が救急隊から診察や入院の依頼があった場合どのようにトリアージを行うかを想定した。精神保健福祉法上の緊急措置入院の場合は，精神保健指定医の診察が必要であり，研修医は電話を正確に取り次げばよい。夜間の対応に関しては，コンサルテーション・リエゾンでも同じような事態が起こるが，これはコンサルテーション・リエゾンの項を参照されたい。また，当直時の心得でも同じような状況での対応についての記述があるが，本項では精神保健福祉法上の入院に関する注意点についても簡単にふれている。

　精神科救急は，通常，電話依頼を受けることから始まる。

　以下のような手順で，患者の状態を把握し，精神科外来で診察を行うか身体救急の受診を勧めるかを決める。

1. かかりつけ医があるか否かを確認する

　かかりつけの精神科病院があり，精神症状による興奮・暴力であることが明らかであれば，かかりつけ医への受診を勧める。何らかの事情でかかりつけ精神科病院で患者の受け入れが出来ない場合でも情報取得の手掛かりとなる。自ら情報を収集できない時は，当直の看護師等へ情報収集を依頼する。

2. 状況を把握する

　電話で状況を聞くが，5W・1Hは，常に意識しておく。救急隊員や保健所職員は救急事態に慣れているので状況を聞いていくうちに問題点は明らかになってくる。年齢・性別（who）や体格をまず確認する。次に状態（what）を確認し，いつから（when），どこ

で（where）起こったのか，どのような経緯で救急搬送されることになったのか（how）などを聞く．状態の中には，当然，バイタルサイン（呼吸状態，発熱の有無，脈拍数，血圧）が含まれる．

　代表的な状態像と，可能性の高い原因（why），処遇に関する簡単な説明について，以下に示す．なお，急性精神病状態を呈する疾患は，統合失調症，中毒性精神病（アルコール，覚せい剤など），精神病像を伴う躁うつ病などが考えられる．

1）暴力を伴う/伴わない言動の異常や興奮（騒いで喋り捲る；怒りっぽく攻撃的である；訳のわからないことを言って暴れている）

　せん妄，急性精神病状態，躁状態，激越うつ病，情緒不安定性/反社会性人格障害．前4者は精神科入院の対象である．ただし，単純な酩酊状態による興奮や言動の異常は精神科救急の対象とはならない．暴力を伴う場合は警察への通報を視野に入れておく．

2）無言・無動，奇異な行動（動かず，何も言わない；ぽおっとして戸惑っている）

　うつ病性・緊張病性昏迷，脳器質性疾患．身体的に重篤な状態でなければ精神科入院の対象となる．

3）不安，イライラ；身体愁訴（居ても立ってもいられない；死ぬのではないかと不安におののいている；息をはあはあしている）

　うつ状態，情緒不安定性人格障害，パニック障害，心気症，身体疾患．希死念慮がなければ基本的には一次救急の対象で研修医でも対応できる．身体疾患の除外を行う．

4）大量服薬による/よらない自殺企図（大量の薬を飲んだ；手首を切った；首を吊った；飛び降りた）

　急性精神病状態，うつ状態，情緒不安定性人格障害．前2者は，精神科入院の対象である．重篤な身体障害が生じていれば，一義的には身体救急へお願いする．

5）落ちつかなさ・徘徊を伴う/伴わない希死念慮

　急性精神病状態，うつ状態，情緒不安定性人格障害，神経症性障害．落ちつかない，あるいは，焦燥感を伴う希死念慮がある場合は入院の対象となる．

　状態像の把握と共に身体疾患が潜んでいる可能性や強制入院の可能性を考慮しておく必要がある．そのためには，次の3点を常に意識して質問を行う[1]．

①判断能力，病識の程度

　救急診療に至った経緯を聞き，第3者（かかりつけ医や家族）から得た情報と比較検討して判断能力等を検討する．自ら救急車を呼んだわけではなく，医療を受けているという認識があいまいであれば，判断能力や病識は障害されているであろう．受け入れる時に強制入院の必要があるか否かを判断する場合に重要である．精神症状が重篤で入院の必要があるが，病識や判断能力のない場合は精神保健福祉法上の強制入院の必要がある．しかし，暴力行為があり，判断能力があれば警察通報を考慮する．

②自殺の危険性

　自殺企図の内容や希死念慮の有無を聞く．自発的な訴えがない場合には必ず聞いて確認しておく．聞いたらカルテに記載する．

　自殺の手段として，a）縊首・割腹等の深い切創・服毒，b）大量服薬・リストカット，c）飛び降り等があるが，a）とb）では性質が異なるとされている．a）は，おおむね，確実に死を求める行為で，b）は助けを求める行為と言われる．c）は，自殺企図か衝動行為かを問診しなければわかりにくい．

　希死念慮を認めた場合，農薬を購入したなど手段が具体的であるか否か，自殺しない約

束を出来るか否かについて聞く。手段が具体的であれば自殺の危険性は大きい。また，自殺企図の既往や焦燥，落ち着きのなさは自殺の危険性の判定に重要である。自殺の危険性が高いにもかかわらず本人が入院を拒否するなら強制入院の対象となる。ただし，人格障害の場合は，自殺企図や興奮等があったからといって，本人の意思に反して医療保護入院にすると，無理やり入院させたという理由で保護者が恨まれて退院後に暴力・暴言を受ける可能性もあり，高度の判断が必要である。

③見当識障害の有無

日時・場所，最近の出来事の確認などをしてもらい意識障害の有無を確認する。意識障害がある場合は脳器質疾患や身体疾患が潜んでいる可能性が高く，緊急に原因疾患の治療が必要になる可能性がある。受け入れた場合は，JCSで1桁の意識障害を見逃さない（話しかけるとはっきりしているが，注意が向いていないとぼんやりしている；20から0まで逆に言ってもらう等で確かめる）。

④その他の注意事項

犯罪歴，薬物歴，三親等以内の親族が付き添っているか/来院可能かなども聞いておく。いずれも受け入れ態勢を考える上で参考になる。

3. 上級医への連絡

受け入れるべきか身体管理のため身体救急を優先すべきか判断できない時，上級医に連絡する。自分なりに原因（why）の見当をつけて，自分の判断も含めて上級医に連絡すること。

精神保健福祉法上の強制入院で，夜間に遭遇する入院は以下の3つで，いずれも精神保健指定医の診察が必要である。

1）緊急措置入院

①精神障害であると診断される，②そのために，自傷・他害に至る衝動をコントロールすることが困難である，③自傷・他害行為の事実ないし切迫を認める。

2）医療保護入院

①精神障害であると診断される，②ただちに治療する必要があり，治療を開始しなければ回復する見込みが乏しい，③治療の必要性を説明しても患者がこれを理解できず，治療に協力もできない，④判断能力のある保護者もしくは扶養義務者の入院同意がある。

3）応急入院

①～③は医療保護入院と同じ，④保護者または扶養義務者が不明，あるいは連絡不能である。応急入院をさせた場合，出来るだけ早く保健所へ連絡しておくこと。

4. 受け入れた場合の対応について

状態に応じて必要な人員を準備しておく。興奮が激しい場合は，四肢と頭を抑制する人員と処置をする人員，計6人程度いることが望ましい。救急対応スタッフを十分準備するのはなかなか困難であろうが，興奮が激しい場合，たいてい警察官や保健所職員，救急隊員が同伴しており，協力をお願いしながら治療に当たることになる。

救急場面では誰が指示を出すか，あらかじめ明確にしておく必要がある。強制入院の必要性等に関する判断は精神保健指定医に任せるが，診察は，上級医に任せきりでなく，自分が主治医になったつもりで陪診すること。アルコール依存症や高齢者のせん妄の場合，興奮にまぎれて脱水や低栄養が潜んでいることが多いので注意が必要である。胃洗浄や活性炭の投与は，大量服薬後1時間を過ぎていれば，あまり意味はない。アネキセート（一般名：flumazenil，ベンゾジアゼピン拮抗剤）は，半減期が約50分と短い。一般救急病院で意識は回復しているからと精神科へ転院を受け入れたところ，転院後に再び昏睡状態になった経験がある。余談であるが，付け加え

ておく．

　以上，簡単に精神科救急への対応について述べた．内容の多くは参考文献により詳しく記載があるので，救急外来を受診した患者への対応も含めて，ぜひ読んでおいていただきたい．

参考図書
1) 八田耕太郎：救急精神医学－急患対応の手引き－．中外医学社，2007．
2) 「精神科治療学」編集委員会：精神科救急ガイドライン，精神科治療学，第18巻（増刊号），2003．
3) 日本精神科救急学会：精神科救急医療ガイドライン．2003．
4) The Expert Consensus Guideline Series：Treatment of Behavioral Emergencies, The McGraw-Hill Co, 2001（大野　裕訳：エキスパートコンセンサスシリーズ：精神科救急治療．アルタ出版，2002）．

15. 自殺行動に関する精神医学的評価とケア

福岡大学医学部精神医学教室　衞藤暢明

わが国の自殺率はもともと世界で高い水準であったが，1998年に年間自殺者が前年よりも8000人以上増加して3万人を超えた。この年の自殺率24.2（/10万人）は，主要8カ国（G8）に数えられる先進諸国の中で2番目に高く（1番はロシアで34.3），その後10年以上，年間自殺者が3万人を超え続けている。このような事態から，自殺はわが国の大きな社会問題であると認識されるようになり，2006年に自殺対策基本法，2007年に自殺総合対策大綱が制定された。自殺総合対策大綱の中でも述べられている通り，自殺やその周辺の問題への取り組みには，精神科医療が重要な役割を担っていることを自覚して日常の診療にあたることが望まれる。

以下に精神科の診療で出会う状況に即して，自殺行動への対応を3つの側面から考えてみたい。

A. 自殺のリスク評価：予測される自殺の防止（Prevention）

患者がどの程度自殺のリスクを抱えているかについて評価を行う。自殺のリスクを包括的に検討することが自殺防止の第一歩となるため，精神科診療の場面では普段から個々の患者の自殺のリスクについて考慮することが望まれる。

自殺のリスク評価には，患者の精神症状に加えて，自殺に関連した要因の分析が含まれる。将来の自殺を予測する確立された方法はないが，自殺のリスク因子を組み合わせることで，それぞれの患者にどの程度自殺のリスクがあるか推測できる。その評価にもとづいて精神科入院の必要性が検討される。

以下に自殺のリスク因子を挙げる。

①過去の自殺企図歴
　＊過去に自殺未遂がある場合，自殺のリスクは特に高くなる。最も重要な因子。

②人口統計学的特徴
　高齢者・若年者・男性
　＊10歳代，45歳以上の年齢では特に注意すべき。

③精神医学的診断
　気分障害・統合失調症・パーソナリティ障害・アルコール依存症・薬物乱用・摂食障害・不安障害など。
　＊精神医学的診断がつきにくい場合（病状の非典型性・経過の非典型性）に自殺を警戒する，という臨床上，非常に参考になる意見（笠原 嘉）もある。

④心理社会的特徴
　サポートの不足（未婚・離婚・配偶者との死別・乏しい家族関係），失業・経済的損失・借金，病気・けが，精神的なつながりがあった人の死。

⑤心理学的特徴・精神症状
　心理的視野狭窄・絶望・重度の不安・衝動性・攻撃性・解離症状・焦燥感。

⑥遺伝・家族の影響
　家族の自殺・精神障害の家族歴。

⑦身体疾患
　神経疾患（多発性硬化症，脳・脊髄損傷，てんかんなど）・悪性腫瘍・SLE・疼痛・慢性疾患・AIDS/HIV感染

⑧その他の特徴
　事故傾性（事故を防ぐのに必要な措置を不

注意にも取らない，慢性疾患に対する予防あるいは医学的な助言を無視するなど），不安定な治療関係。

B. 自殺未遂者への対応：自殺企図の後の介入（Intervention）

　精神科外来や救急医療の現場で自殺未遂患者の精神科的な評価を求められることは多い。自殺未遂者に対する介入には前述の自殺のリスク評価を含んでいるが，自殺企図の直後であればより差し迫った判断となり，評価の目的は，自殺企図の再発を防止することになる。以下に「自殺の意図と状況の確認」と「精神症状の評価と入院治療の検討」に分けて介入の実際について述べる。

1. 自殺の意図と状況の確認

　自傷や自殺行動の後に精神科医の診察が求められる場合，自殺企図であったか，すなわち自殺を意図した行動であったか否かを問う必要がある。自殺企図の場合は，可能な限り早期に，直接的に自殺の意図があったか問うほうがよい。患者本人や家族が自殺の意図を隠そうとしたり，意識的・無意識的に否認したりすることも多く，身体的な治療が優先されて行われる状況では，自殺の意図について全く問われないままに退院してしまう事態も実際には少なくない。自殺企図の直後は精神科的な介入が最も行いやすい時期と捉え，患者に対して率直に「死にたい気持ちがあったのか」を問うことは極めて重要である。治療者が真摯な態度を保っている限りにおいて，自殺の意図の確認がその後の治療関係を悪化させることはない。また，自殺の意図を確認したために患者が自殺念慮を強めることはなく，むしろ理解されたと感じることの方が多い。

　自殺念慮の強さにはさまざまな段階があり，「死にたい」という明確な意志を表明する場合から，「もしかしたらどこかで死を望んでいたのかもしれない」と語られる場合まで，自殺の意図の強度はスペクトラムをなしている。しかし，自殺行動が疑われる場合には，「死にたい」という気持ちと「生きたい」という気持ちの両極で揺れ動いていることのほうが多いことを認識しておくことで，治療者は，患者が行動に至った心理を理解しやすくなるだろう。

　自殺の意図の有無を直接的な表現で問えない場合に，「（救命救急センターや精神科外来，身体科入院中の場面を指して）こういう状況でお会いする患者さんの中には，消え去りたいという気持ちや，生きている価値がないとか，死んだほうがましだという気持ちをもっておられる場合がありますが，あなたもそれに当てはまりますか？」という間接的な問い方もできるかもしれない。

　自殺の意図が確認された場合，あるいはそれが疑われる場合は以下の点を確認する。

① どういう状況であったか。（周りに人がいたか，発見を防ごうとしたか，遺書を書いたか，自分の死後のことを考えて何か準備をしていたか）
② 何が直接的なきっかけになったか。特に苦痛に感じていたことは何か。
③ 誰かに自殺行動の予告をしたか。
④ 自殺企図に際してどの程度準備・計画をしたか。（薬剤をためこむ，農薬を買いに行く，インターネットや本で自殺の手段の致死性を調べるなど）
⑤ アルコールや向精神薬を飲んだ上での行動か。
⑥ 自分から助けを求めたか，偶然に発見されたのか。
⑦ どの程度，致死性を予測していたか。
⑧ 過去に自殺企図，自殺をしたいという意志を伴わない自傷があったか。あれば何回くらいあったか。
⑨ 家族や知人に自殺した人がいるか。

⑩治療を受けていること，助かったことをどう思っているか。（後悔している，恥ずかしいと思う，失敗を受け入れている，助からなければよかった，など）
　＊自殺の意図は，入院中やその後の外来通院の中で繰り返し確認する。その都度，自殺の意図を問われた際の患者の反応をみることで自殺の危険性の評価を行う。

2. 精神症状の評価と入院治療の検討

　自殺のリスク因子となるうつ病・躁うつ病を含む気分障害，統合失調症・妄想性障害などの精神病性障害，アルコールや薬物の乱用・依存症，不安障害，パーソナリティ障害などの精神障害では特に自殺企図の再発のリスクが高いことを認識しておく。自殺企図時にこれらの精神障害を鑑別することは大切だが，それ以外の精神障害でも以下に述べる精神症状を伴う場合は自殺が起こることを銘記しておきたい。

　精神科的な診断にかかわらず，自殺企図が起こりやすい心理的な特徴として，心理的視野狭窄，二極性思考，絶望感，重度の不安，衝動性，攻撃性，興奮などが指摘されており，それぞれの評価が必要になる。そわそわして落ち着かない，動き回る，イライラしやすい，などの行動に表れるいわゆる焦燥感は，短期的な自殺企図の再発を防ぐ上で最も重要な精神症状であるといえる。焦燥感が強い場合，向精神薬による鎮静も必要となろう。

　自殺企図の直後の精神症状は動揺しやすい。自殺企図によって上記の精神症状が一時的に軽減していることもあり得る。可能な限り時間をとって精神症状の評価を行うことは精神症状の動揺の程度を見極める上で大切である。短期間（1～2週間）の入院により精神症状の評価を行うことも検討する。

　自殺企図後の入院治療には主に3つの目的がある。

①自殺企図後の精神症状の安定を図る。
②自殺企図に至った経緯についての情報の収集。
③退院後の環境調整。

　特に③の環境調整には，利用できる社会資源の紹介や，家族の受け入れ状態をより安定したものにすることが含まれる。また，最近では自殺防止に関連して行政機関の対応の窓口が整備されてきている状況もあり，精神保健福祉センターや保健所を通じて社会資源の紹介をしてもらうことも役立つだろう。また家族の評価を行い，患者の自殺企図で疲弊した家族の体制を立て直すことは再企図の予防に有用と考えられる。

C. 自殺が起こった時：自殺のポストベンション（Postvention）

　自殺が生じると，周りの人々のうち少なくとも6人に深刻な心理的な影響を与えると言われる。家族や知人の自殺が，周りにいる人の自殺のリスクを高めることを認識しておかなければならない。

　親しい人の自殺を経験した人の心理として，驚愕や茫然自失が起こり，その後に否認や怒り，また強い自責感や他罰的な思考が出てくることが少なくない。自殺で親しい人を亡くした人が受ける精神的な影響はしばしば深刻であり，精神科医療の介入が必要なことも多い。生じうる精神障害として，うつ病，不安障害，急性ストレス障害（ASD），心的外傷後ストレス障害（PTSD）などがある。また，1人の自殺がそれに続く複数の自殺を引き起こす場合があり，そのような現象を群発自殺と呼ぶ。直接の知人でなくても，ある特定の人の自殺がセンセーショナルに繰り返しメディアで伝えられる場合に，その影響下で自殺のリスクの高い人が自殺を図ることがあり，自殺の報道のあり方についても関心を向けておきたい。

最後に，担当の患者を自殺で失った治療者・治療スタッフも精神的に大きな影響を受ける。治療者が，患者の自殺により治療活動そのものへの自信を失ったり，自責感が高まったりすることも少なくない。医療訴訟に発展するのではないかとの恐れから，治療者が過度に防衛的になることもある。患者の自殺の後にケアされるべき人の中には，治療者自身も含まれている。患者に関わった治療者・治療スタッフが，症例検討会やスーパービジョンの中で自殺した患者について振り返り，詳細に検討することは，実際に何が起こったかについて客観的な情報を得る上でも重要である。このような症例検討会では，参加者が，患者の自殺を治療者の能力もしくは資質の問題として片付けるのではなく，システム全体のあり方を見直す機会にする，という共通した認識をもっておかねばならない。患者を自殺で失った治療者が，その経験から学び，将来の治療活動に活かしていくためにも有意義な症例検討や治療者自身のケアの機会が提供される必要があるだろう。

参考図書

1) 高橋祥友：医療者が知っておきたい自殺のリスクマネジメント．医学書院，2006.
2) 高橋祥友・福間　祥：自殺のポストベンション―遺された人々の心のケア．医学書院，2004.
3) Danuta Wasserman 編著，坪井宏仁・小林章雄・堀　礼子・渡邊美寿津 訳：自殺予防学―医師・保健医療スタッフのために．学会出版センター，2006.
4) 河西千秋・平安良雄 監訳：WHO 文書「自殺予防の手引き」シリーズ．2007.

16. 統合失調症

福岡大学医学部精神医学教室　田中謙太郎

A. 概念

統合失調症は，現実との接触喪失（精神病性の症状），幻覚（主に幻聴），妄想（誤った思いこみ），異常思考，感情の平板化（感情の幅が狭い），意欲の欠乏，職業的・社会的機能の低下などを特徴とする精神障害である。

B. 疫学

思春期から青年期に発症することが多いが，小児期の発症や老年期での発症もみられる。男性と比較して女性は平均発症年齢が遅く，閉経後にも小さな発症のピークがある。生涯発病率は約0.85％（120人に1人）であり，まれな病気ではない。発病率に性差はない。

C. 原因

統合失調症の正確な原因は不明である。
一卵性双生児研究において一致率が高い（30～50％）が，一致しない例もあることなどから，遺伝要因と環境要因両方が発症に関与していると考えられている。遺伝形式も不明で，原因遺伝子の同定もされていないが，約60％が遺伝によるとの報告もある。以下に示すいくつかの仮説が提唱されているが，いずれもいまだ確定されたものではない。

①ドパミン仮説

ドパミンの過剰が幻覚や妄想といった陽性症状に関与しているという仮説である。実際にドパミン D_2 受容体遮断作用をもつ抗精神病薬が陽性症状に有効であること，死後脳研究，陽電子放出断層撮影（PET）などの脳機能画像を用いた研究からも支持されている。

②神経発達障害仮説

統合失調症の初発患者において脳の容積が一部低下していたり，死後脳において脳の構造異常がみられたりする例があることから，脳の発達段階での何らかの障害が関与しているとする仮説である。

その他，ウイルス仮説，前頭葉機能の低下仮説などさまざまな仮説が唱えられている。

D. 症状

統合失調症は，思考，知覚，自我意識，意志・欲望，感情など，多彩な精神機能の障害がみられる。重症度と症状は人によって異なるが，仕事，対人関係，身の回りのことをする能力が損なわれるほど重症であるといえる。多くは，精神機能が低下した結果，ものごとに注意を払う能力，抽象的に考える能力，問題を解決する能力が損なわれる場合もある。

多大な緊張を強いられる出来事といった環境的ストレスが引き金となって症状が現れ，悪化することがある。マリファナなどの薬物も，症状の引き金となったり，症状を悪化させたりする。全体的にみて，統合失調症の症状は大きく分けて，陽性症状，陰性症状，認知障害の3種類になる。3種類のすべてに該当する症状がある人もいれば，いずれか1～2種類の症状だけの人もいる。

1. 陽性症状

1) 思考の障害

思考過程の障害と思考内容の障害に分けられる。

①思考過程の障害

＊思考途絶……思考・連想が中断してしまうもの。会話や動作中に思考・連想の流れが突然中断してしまう症状である。

＊連合弛緩……現在の情報と過去の経験記憶が適切に連合できず、経験・知識を行動に活かせなかったり、その場の状況に合わない連想が起こってしまう。話にまとまりがなく、理解が困難であり、おおよその内容が把握できる程度である。

②思考内容の障害（妄想）

他人にとってはありえないと思えること、実際、事実ではないことを事実だと信じること。統合失調症に特徴的な妄想は以下のように分類される。1人の統合失調症患者において以下のすべてがみられることはまれで、1種類から数種類の妄想がみられることが多い。また統合失調症以外の疾患に伴って妄想がみられることもあるが、それらは了解可能な内容が多いのに対して、統合失調症の妄想は了解不可能な内容が多い。妄想に関連した症状を表す語として、妄想着想（妄想を思いつくこと）、妄想気分（世界が全体的に不吉だとか悪意に満ちていると感じること）、妄想知覚（知覚入力を、自らの妄想に合わせた文脈で認知すること）がある。

- 被害妄想（他人が自分を害しようとしていると考える。「近所の住民に嫌がらせをされる」）
- 関係妄想（周囲の出来事をすべて自分に関係づけて考える。「○○は悪意の仄めかしだ」）
- 注察妄想（常に誰かに見張られていると感じる。「近隣住民が常に自分を見張っている」）
- 追跡妄想（誰かに追われていると感じる。「ストーカーの集団に追われている」）
- 心気妄想（重い体の病気にかかっていると思い込む）
- 誇大妄想（患者の実際の状態よりも、はるかに偉大、金持ちだなどと思い込む）
- 宗教妄想（自分は神だ、などと思い込む）
- 嫉妬妄想（配偶者や恋人が不貞を行っているなどと思い込む）
- 被毒妄想（飲食物に毒が入っていると思い込む）
- 血統妄想（自分は天皇の隠し子だ、などと思い込む）

2) 知覚の障害

実在しない知覚情報を体験する症状を幻覚という。幻覚には以下のものがあるが、統合失調症では幻聴が多くみられる。また、統合失調症以外の疾患（せん妄、てんかん、気分障害、解離性障害、認知症など）、あるいは特殊な状況（断眠、感覚遮断、薬物中毒など）におかれた場合でも幻覚がみられることがある。

幻覚を体験する本人は外部から知覚情報が入ってくるように感じるため、実際に知覚を発生する人物や発生源が存在すると考えやすい。そのため、「悪魔が憑いた」、「狐が憑いた」、「霊が話しかけてくる」、「宇宙人が交信してくる」、「頭に電波が入ってくる」、「脳の中に装置を埋め込まれた」などと妄想的に解釈する患者も多い。

幻聴はしばしば批判的な内容を持ち、患者が「通りすがりに人に悪口を言われる」、「家の壁越しに悪口を言われる」、「周囲の人が組織的に自分を追い詰めようとしている」などと訴える例は典型的である。

幻視がみられることは少なく，また，幻味，幻嗅などは被毒妄想（他人に毒を盛られているという妄想）に結びつくことが多い。

3）自我意識の障害

自己と他者を区別することの障害であり，自己モニタリング機能の障害と言われている。すなわち，自己モニタリング機能が正常に作動している人であれば，空想時などに自己の脳の中で生じる内的な発声を外部からの音声だと知覚することはないが，この機能が障害されている場合，外部からの音声だと知覚して幻聴が生じることになる。音声に限らず，内的な思考を他者の考えと捉えると考想伝播につながり，「考えが盗まれる」などという被害関係妄想につながることになる。

- 考想吹入（他人の考えが入ってくると感じる）
- 考想奪取（自分の考えが他人に奪われていると感じる）
- 考想伝播（自分の考えが他人に伝わっていると感じる）
- 考想察知（自分の考えは他人に知られていると感じる）

2. 陰性症状

1）感情の障害

- 感情鈍麻（感情が平板化し，外部に現れない）
- 疎通性の障害（他人との心の通じあいが無い）

2）思考の障害

- 常同的思考
- 抽象的思考の困難

3）意志・欲望の障害

- 自発性の低下
- 意欲低下
- 無関心

3. 認知障害

1）認知障害

認知障害とは，集中力，記憶力，整理能力，計画能力，問題解決能力などに問題があることをいう。集中力が欠如しているために，本が読めない，映画やテレビ番組のストーリーが追えない，指示通りにものごとができないことがある。また，注意が散漫になり，1つのことに集中できなくなり，その結果，細部まで注意が必要な仕事，複雑な作業，意思決定ができなくなる。

また，遂行能力（複雑な仕事や課題を順序立てて行ったり，同時に2つの課題を行うことなど），社会的な状況の判断能力，将来に対する計画性などが低下している患者も多い。

2）現実検討能力の障害

自分が統合失調症であると診断されてもそれを認めない，いわゆる「病識」がないことが症状としてみられることが多い。あるいは病識が不足していることから医師に対する不信感などを訴える患者が多い（「本当は病気でないけれど強制されて治療を受けている」，「本当はどこも悪くない」，といった症状で現れる）。

E. 診断

統合失調症は既往歴や症状を総合的に評価して診断する。症状が最低6ヵ月続き，仕事，学業，社会機能に顕著な低下がみられることが診断の必須条件である。家族，友人などからの情報は，発症時期を特定するのに重要である。

病歴や臨床検査より，精神病症状を引き起こす可能性のある薬物の乱用や，内科疾患な

ど，すなわち，覚醒剤精神病，脳腫瘍，側頭葉てんかん，甲状腺疾患，自己免疫疾患，肝疾患，薬物の副作用などを除外する必要がある。

F. 治療

薬物療法が大きな柱となるが，その他の治療法も病相の時期（急性期，慢性期など）に応じて適宜選択される。

1. 薬物療法

主にドパミンD_2受容体拮抗作用を持つ抗精神病薬の投与が，陽性症状を中心とした症状の軽減に有効である。近年，従来の抗精神病薬よりも，副作用が少なく陰性症状にも有効性が高いなどの特徴をもった新規抗精神病薬（リスペリドン，ペロスピロン，オランザピン，クエチアピン，アリピプラゾール，ブロナンセリン）が開発され，治療の主流になっている。しかし，副作用面では，オランザピン，クエチアピンが高血糖・糖尿病を誘発することがある。抗精神病薬の一般的な副作用として，黒質線条体系のドパミン拮抗作用によるパーキンソン症候群，錐体外路症状，アカシジア，ムスカリン拮抗作用による便秘，口渇，眼のかすみ，抗ヒスタミン作用などによる眠気，体重増加などが生じることがある。

2. 心理教育

薬物療法によって陽性症状が軽減しても，自らが精神疾患に罹患しているという自覚（いわゆる「病識」）を持つことは容易ではない。病識の不足は，服薬の自己中断から再発率を上昇させることが知られている。病識をもつことを援助し，疾患との折り合いの付け方を学び，治療意欲を向上させるために心理教育（疾患教育）を行うことが望ましい。また，患者本人のみならず，家族の援助（家族教育）も行うことが多い。

3. ソーシャル・スキル・トレーニング（SST）

統合失調症を有する患者は，陰性症状に起因するためと，社会的経験が不足しがちなことにより，社交，会話などの社会的技能（ソーシャル・スキル）が不足していることが多い。それらの訓練として，ソーシャル・スキル・トレーニング（SST）を行うことがある。デイケアプログラムの一環として行われることが多い。

4. 作業療法

絵画，折り紙，手芸，園芸，陶芸，スポーツなどの作業活動を主体として行う治療である。非言語的な交流がストレス解消につながったり自己価値観を高めたりする効果がある。作業療法士が担当する。

5. 社会的援助

治療や社会復帰を進めるために必要な福祉制度，精神保健福祉法の活用，さまざまなアドバイスなどの社会的援助を，精神保健福祉士（PSW）などが支援する。看護師と精神保健福祉士が協働する訪問看護などもある。

6. その他の治療

難治例や重篤な抑うつ症状を伴う例では，電気けいれん療法を行うことがある。その他，認知行動療法を行うこともある。

G. 経過と予後

統合失調症の治療では，患者が治療の指示をきちんと守ることがきわめて重要である。薬物療法をしないと，70～80％が中断時から1年以内に症状を再発すると言われている。継続的に薬を服用すると，再発率は20～30％程度に下がり，症状は大幅に少なく

なる。退院後，処方薬を服用しない人では1年以内に再入院する確率が非常に高くなる。

陽性症状は抗精神病薬の服用により改善することが多く，それとともに陰性症状が目立ってくることが多い。薬物療法で陰性症状が改善することは，いまだ確立していないため，デイケアなどのリハビリテーションが重要である。

統合失調症の患者の約10％が自殺で亡くなるという報告もある。陽性症状が強い時期に妄想や幻聴に影響され自殺をする患者もいるが，陰性症状しかみられない段階でも思考の短絡化によって少しの不安でも耐えられずに自殺してしまうことや，統合失調症に罹患したことで将来を悲観して自殺することもある。

統合失調症の長期予後は極めて多様である。おおむね，約3割の患者が元の生活能力を回復し，約5割の患者が軽度の残遺症状を持ちつつも生活能力が若干低下する程度に安定し，約2割の患者は中等度から重度の残遺症状を残し生活に支障をきたし，長期入院を余儀なくされると言われている。

参考図書

1) 野村総一郎ほか 編：標準精神医学第4版．医学書院，2009．

17. 感情障害

福岡大学医学部精神医学教室　松下満彦

A. うつ病

1. 症状

　症状は，精神症状と身体症状があり，本人の訴える症状と客観的にみられる症状がある。「うつ状態」は，精神科疾患，身体疾患，ストレスへの反応，パーソナリティ要因など，いろいろなきっかけで起こりうる状態像であるが，「うつ病」は，うつ状態を呈する，ある特殊な精神科的疾患を指す。

　古典的な「うつ病」の症状は，元気がなく，落ち込みが強く，何か身体的な具合の悪さを感じさせられる。言語・動作ともにゆっくりである（遅延症状）。くよくよ考えて決断がつかない（制止症状）。表情もかたく動きに乏しく，顔色も悪くみえる。「人間として自分はだめだ」，「お金がなくなって生きていけない」など悲観的であり，これらは罪業妄想や貧困妄想に至ることもある。そのほか，気分的にはゆううつであるが，焦燥感が強い場合もあり，よく聞くと死ぬことを考えていることがある。睡眠は入眠障害，熟眠障害，早朝覚醒が必発する。とくに早朝に目覚めた場合，再び眠ることも起き上がることもできずに，ほとんどが悶々と過ごしている。朝は特に調子が悪く，夕方は少し楽になる morning depression は単極うつ病の特徴であるが，重症例では1日中苦しむ。食欲は減退し，大きく体重が減る。自分は不治の病になったのではないかと心配することもあり，高ずれば心気妄想に至る。内科的検索や画像検査の他，種々の検査を受けても，結局，異常はみられない。「うつ病」であると本人は認識できないことも多く，「自分の気力が足りないからだ」などと考えている。ふだんは能力のある人が，まったく別人のようになっているようにみえ，精神科へは本人から受診することもあれば，内科医あるいは家族などに促されて受診することもある。

　発症の環境要因としては，誘因無く発症する例もあるが，心因としては，近親者の死別はもとより，人，地位，物，お金など愛情あるいは依存の対象を失う対象喪失があり，状況因としては，仕事の過労，転勤，昇進，退職，病気，妊娠，出産，家族や職場での人間関係の葛藤などがある。このような誘因に個人の性格や脆弱性，あるいは加齢その他の身体状態の変化などの要因が合わさって発症に至るものと考えられている。

　病前性格としては，社交的，現実的，親しみやすく周囲と感情的に共振しやすいクレッチマーの循環気質や，徹底性，几帳面，強い責任感などの下田光造の執着気質があり，これらは躁うつ病の病前性格と考えられている。その他，テレンバッハの提唱するメランコリー親和型は，秩序への志向性が強く，几帳面で責任感が強く他者のためにつくす道徳面で良心的な性格であり，抑うつの病前性格と考えられている。このような性格傾向のため疲労が蓄積し，うつ状態を引き起こすと考えられている。

2. 治療

　治療の基本は休養と薬物療法であるが，ま

ずは専門医を受診させることが肝要である。治療を行う際には本人だけでなく家族の理解も必要である。

うつ病の治療では自殺はしないことをはっきりと約束してもらうと同時に，入院治療の適否の判断が必要となる。特に，自殺は発症初期や回復期に多く，この時期は心理的負担に比べ身体的に行動可能な時期であるため，かえって自殺を実行しやすいからと考えられている。なお，治療の診立てでは，回復していく過程には波があることも説明しておく必要がある。

現在，うつ病の原因として有力な仮説は，脳内神経伝達物質（セロトニン・ノルアドレナリン）の何らかの異常とされている。患者および家族に対する病態の説明は「脳内の神経伝達物質が一次的にバランスを崩している」などと説明する。しばしば，患者は「気の持ちよう」と思っていることもあるため，身体疾患と同様に考え，休養をしっかり取ることを繰り返し説明する。しかしながら，適切な休養をとれないことがあるため，診断書などの明確な形で指示を出すとよい。休養期間の設定は余裕をもったほうがよいが，必要により会社の上司などに病気の説明をして理解を求めておくとよい。なお，職場と連絡をとるときには，必ず本人と打ち合わせをする。

薬物療法の基本は抗うつ薬であり，必要により睡眠導入剤・抗不安薬などを併用する。抗うつ薬には三環系・四環系抗うつ薬，SSRI（選択的セロトニン再取り込み阻害薬）・SNRI（セロトニン・ノルアドレナリン再取り込み阻害薬）がある。三環系抗うつ薬の効果は優れているが，口渇・便秘・眠気・身体の異和感などの副作用が出現しやすい。また，大量服薬の場合には，心臓への作用により生命の危険がある。四環系抗うつ薬の副作用は三環系と同様だが程度が弱い。SSRIはセロトニンに選択的に働きかけるため，上記の副作用が少なく，安全性にも優れている。日本ではフルボキサミン（ルボックス®・デプロメール®）が1999年より，パロキセチン（パキシル®）が2000年より，セルトラリン（ジェイゾロフト®）が2007年より発売されている。これらのSSRIの副作用では，胃部不快感がもっとも多くみられる。パロキセチンでは眠気もよくみられる。他の薬物との相互作用では，セルトラリンは複数の肝薬物代謝酵素で代謝されるため影響を受けにくいと考えられている。SNRIはセロトニンだけでなくノルアドレナリンにも作用するため，その効果が期待されている。日本ではミルナシプラン（トレドミン®）が2000年より発売されている。注意すべき副作用は尿閉である。抗うつ薬の副作用は服用直後から現れるが，うつ症状への効果が出てくるのには数日から1～2週間かかる。このため服薬の前に，副作用についてよく説明することが必要である。

心理療法は，認知療法，対人関係療法，行動療法などの現実指向的なものが有効なことがわかってきていて，薬物療法と心理療法の併用が有効といわれている。

3. 鑑別診断

甲状腺機能低下などの内分泌疾患がうつ病と見分けにくい。脳器質性障害もしばしばうつ状態の原因となり，画像診断でようやくわかることがある。また，神経症やパーソナリティ障害による抑うつ状態の鑑別は困難な場合があり，うつ状態の時だけパーソナリティ障害のような行動パターンをとる場合もある。統合失調症などの精神科疾患，アルコール依存症，認知症の始まりなどにうつ状態がみられる疾患は少なくない。せん妄も静かなタイプはうつ病と間違われることがある。

4. うつ状態の臨床

ICD-10（WHO世界保健機関の国際疾病分類）あるいはDSM-IV（米国精神医学会の精神障害の診断と分類の手引き）の操作的診断は、個人的経験差が大きく影響する感覚的要素を少なくしているため、古典的な「うつ病」よりも概念が広がっていると思われている。未熟依存的自信欠如的な性格の上に葛藤が加わって生じるうつ状態に、抗うつ薬が有効であったり、気分変調症（F34.1）（抑うつ神経症）あるいはパニック障害（F41.0）もしばしば抗うつ薬が有効であったりする。かつて強迫神経症と言われた強迫性障害（F42）も一部の抗うつ薬で改善する。また慢性疼痛や外傷後ストレス障害（PTSD）（F43.1）の治療にも抗うつ薬が選択される。神経性大食症（F50.2）やパーソナリティ障害（F60）であっても、うつ状態に対して抗うつ薬は有効なことがある。

このようなことを考えにいれると、現在のうつ病の概念は不十分になりつつある。それゆえに、うつ病の治療では、1つ1つのケースについて精神力動的に評価し、治療計画を立てることが大事であるといえよう。

B. 双極性感情障害（躁うつ病）

躁あるいはうつ病相を交代的あるいは周期的に繰り返す。一般に、各病相期の間は正常な状態に回復する。

1. 特徴

双極性感情障害は家族集積傾向が強い疾患であり、遺伝的素因と環境要因の関連が知られている。双極性感情障害者を障害発端者とする子どもでは約24％、同胞では約12％の出現率があり、一般出現率0.44％に比べ高い。また、一卵性双生児の一致率は70％程度、二卵性双生児では約20％とする報告がある。

2. 診断

双極性感情障害に関する病型分類も、ICD-10およびDSM-IVを用いることが多い。

ICD-10では、従来の躁うつ病は気分障害として、躁病エピソード（F30）、双極性感情障害（F31）、に分けられている。このうち双極性感情障害（F31）について、躁病あるいは軽躁病とうつ病が反復し、病相は少なくとも2回繰り返すものとし、軽躁病エピソード（F31.0）、躁病エピソード（F31.1）、精神病症状を伴う躁病（F31.2）、現在がうつ病エピソード（F31.3-F31.5）に分けられる。病相エピソードの間は正常気分となることが特徴である。

DSM-IVにおける気分障害の分類はICD-10とほぼ同じである。躁うつ病はこの中の双極性障害とほぼ同義と考えられている。双極性障害はさらに、I型、II型、気分循環型障害に分けられる（図1）。DSM-IVでは「軽躁病エピソードを伴う反復性大うつ病エピソード」を双極II型障害として類型化している。

図1．双極性障害の分類（DSM-IV）

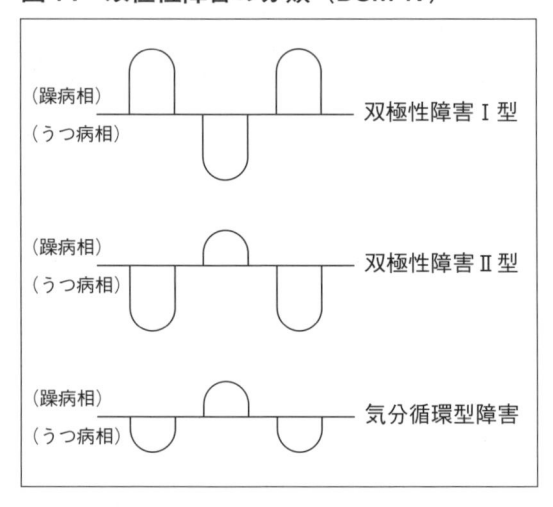

3. 症状

うつ病期の症状は，うつ病の症状とよく似ている。ここでは躁病期の症状についてまとめておく。

躁状態では気分の高揚，および精神的活動の量と速度の増加がみられる。欲動の亢進と抑制がはずれるため多弁，多動，待つことができず，常に何かをしようとする行為心迫や浪費がみられ，しばしば，性的逸脱行動をとる。また，羞恥心は欠如し，傍若無人，自信過剰，自己中心的となり，周りと衝突しやすくなるが，注意の集中ができないため，情動はすぐに変わることもある。思考内容は誇大的で自尊心が肥大し，自己の能力や財産，地位などについて誇大的に吹聴する。高じれば誇大妄想に至ることもある。考えが次々に涌いてきて，話はまとまらなくなり脱線するという観念奔逸がみられる。

興奮が激しくなり，一過性に妄想・幻覚を生じることもある。身体的には睡眠時間が少なくなり，早朝覚醒がみられ，疲労感が減弱し食欲は増加する。しかし，食べる時間も惜しんで活動し，活動量が増える一方で休息をとらないため，身体は衰弱していく。

環境要因としては，うつ病と同様に，性格や個人の脆弱性，身体状態の変化などの要因が合わさって発症すると考えられる。

病前性格としてはクレッチマーの循環病質，下田光造の執着性格，ツァーセンらのマニー型が知られている。

4. 経過と予後

躁病期・うつ病期ともに，ストレスや心的外傷などの誘因のあることもしばしばだが，まったく突然に発症することもある。発症年齢では，若年で初発するほど遺伝負因が高いと言われている。躁病期は2週間から4～5ヵ月間で，うつ病期はより長く続く傾向がある。病相期以外は正常に回復（寛解期）することが多いが，寛解期は加齢が進むほど短くなり，逆に病相期は長くなる傾向がある。また，はじめから双極型のものと，はじめはうつ病相あるいは躁病相で，やがて双極型に変わるものもある。

予後は比較的良好であるが，病相が長引く場合，あるいは反復が多い場合，人格変化を残す症例もある。また老年期のものや脳器質疾患の合併するもの，強迫症状や精神的要因の関与するものでは予後のよくないことがある。

5. 治療

治療の基本は薬物療法であるが，精神運動興奮が強い場合には入院治療が必要である。また，長期的展望のもと，心理療法も必要とされる。

薬物療法としては各病相期に対しての治療がなされる。うつ病期のものは，うつ病の治療とおおむね同じである。躁病期の薬物療法としてはバルプロ酸，炭酸リチウム，カルバマゼピンなどの気分安定薬（mood stabilizing drugs）が用いられ，これらは再発予防効果もある。これらはいずれも血中濃度をモニターしながら用いる。また，躁病性興奮に対しては，鎮静効果の強いフェノチアジン系薬物やブチロフェノン系薬物などの抗精神病薬が使用されるが，近年では新規抗精神病薬（リスペリドン，オランザピン，クエチアピンなど）も有効とされている。

薬物療法の作用のしかたおよび副作用については，本人および家族に十分な説明をし，理解を得ることが重要である。また，病気や経過の説明をすることが，本人が自責的になることや自殺防止にもなる。家族にも，服薬管理，受け入れ方などについて理解を得ることが必要である。

参考文献
1) 笠原 嘉, 木村 敏：うつ病の臨床的分類に関する研究. 精神経誌, 77；715-735, 1975.
2) 小此木啓吾, 深津千賀子, 大野 裕, 他：心の臨床家のための精神医学ハンドブック. 創元社, 2004.
3) 西村良二：よくわかる精神医学―精神力動的心理療法入門. ナカニシヤ出版, 1998.

18. 神経症の診療の実際：
不安障害と解離性（転換性）障害

福岡大学医学部精神医学教室　藤内栄太

不安障害には，パニック障害，全般性不安障害，強迫性障害，恐怖症，社会不安障害，外傷後ストレス障害，急性ストレス障害などが含まれる。不安障害，解離性（転換性）障害および身体表現性障害と診断される患者の多くは，古典的診断分類によれば神経症と分類される。しかし，今日一般的に用いられているDSMやICDといった操作的診断基準では神経症概念はほぼ用いられていない。ICD-10にはかろうじて神経症性障害という名称のみが残され，その意味は「その大部分が心理的要因と関連している精神疾患」という記述に留まる。操作的診断基準は1980年代に大幅に改訂され，不安障害，解離性（転換性）障害が含まれる神経症概念も同様にその影響を受けた。このため，現在の操作的診断基準に基づいた知見は，およそ30年前からのものに限られ，不安障害，解離性（転換性）障害の実際の臨床において十分といえるほどの知見は集積されていない。また，経験のある精神科医は操作的診断基準に基づいた治療アルゴリズムを適応しがたい患者が少なからず存在することを知っている。実際の精神科臨床では，1777年のCullen, Wに始まる古典的神経症概念と，比較的最近に得られた操作的診断基準に基づく知見を組み合わせて診療が行われていると言える。そこで，古典的神経症概念と比較的最近の知見のアマルガムによって成り立っている神経症の診療の実際について概説したい。

A. 神経症の診断

操作的診断基準によって不安障害または解離性（転換性）障害と診断され，なおかつ古典的診断分類でも神経症と診断される患者は，不安障害，解離性（転換性）障害における中核的な患者群であると考えられる。これらの患者群は実際の臨床研究でも研究対象となりやすいので，その研究結果はそのまま臨床でも応用できる。このため実際の臨床において精神科医が中核的な患者群を抽出できるかどうか，つまり，目の前の患者を神経症と診断できるかどうかは重要な課題である。

多くの精神科医は，目の前の患者が神経症か否か判断したのちに，いずれの神経症または，不安障害なのか，解離性（転換性）障害か，身体表現性障害なのか検討する。ときにはとりあえず神経症とのみ診断するにとどまることすらある。しかし，神経症と診断するだけでも治療方針は自動的に絞られ，この点が古典的神経症概念を用いる際の重要な利点の1つである。患者が神経症であると診断されると，その患者は病識を持ち，現実検討能力を維持しており，自殺や自傷，他害の恐れは少ないことが示唆される。その治療方針は少なくとも統合失調症，気分障害に特異的な治療（高用量の抗精神病薬の投与，閉鎖病棟への入院治療など）は行わないことになる。また，十分量の抗精神病薬，抗うつ薬を投与せずとも症状が軽快する可能性も示唆され，患者の健康な現実検討能力と同盟して，初診時には投薬せず，時間をかけて治療方針につ

いて検討する可能性もある。

　神経症と診断するには，不安，恐怖，強迫，ヒステリー，心気，抑うつ，離人といった神経症症状が認められ，精神病性障害，感情障害，器質性精神病，薬物中毒，てんかん，環境反応に起因しないことが認められなければならない。さまざまな精神疾患において神経症症状は出現する可能性があり，神経症症状の存在がそのまま神経症の診断へと結びつかない点が，神経症診断の難しさであろう。統合失調症や気分障害では，複数の決められた症状の存在が認められることで診断できるが，神経症ではそうではないのである。このため，精神病性障害，感情障害，器質性精神病，薬物中毒，てんかんの鑑別診断は重要である。

　神経症は，精神病，健常者，感情障害と隣接する疾患概念であり，その関連性を略図に示すと図1のようになる。神経症と診断される患者は，幅広い患者層が想定され，その一端には，非常に健常者に近似した軽症の神経症があり，その反対の一端には精神病との鑑別が困難な重症の神経症患者が存在する。神経症の辺縁に位置する患者群は，熟練した精神科医の間でも診断の一致が困難なところで

ある。神経症と精神病が重なる部分はパーソナリティ障害と呼ばれる患者群や潜伏精神病と呼ばれた患者群が含まれる。

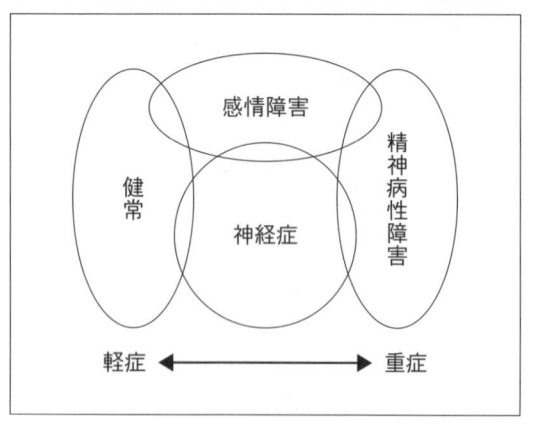

　治療の見通しを立てるために重症度を評価することは必須であろう。一般に神経症は軽症なものほど改善しやすく，薬物療法にも精神療法にも反応し，短期間で症状が消失する。逆に重症なものほど治療に反応する可能性が低くなり改善には時間を必要とする。このため，より精神病に近い患者の特徴，より健常に近い患者の特徴をおさえておくことは診療の中で有用である。

　精神病に近い神経症患者の特徴の1つとして，DSMやICDによってパーソナリティ障害の診断が付与されることがある。パーソナリティ障害の診断基準を満たす患者は，一般に思春期の頃から一貫して社会適応が乏しいことが認められる。これは，仕事，学校，結婚，恋愛などが続かないことによって明らかとなり，実際の診療場面でも過剰な要求や衝動性が認められる可能性が高い。これらの患者の診療で精神科医は現実的な問題に巻き込まれたり，心理的にも負担を感じたりすることが多く，このような患者の治療経験が少ない精神科医は，熟練した精神科医のスーパービジョンやアドバイスを受けることが必要になる。これらの患者については本書20章パーソナリティ障害を参照したい。また，一般に神経症では単一の種類の神経症症状が中心に出現することが多いが，重症な患者では神経症症状が複数出現することが認められる。複数の神経症症状が認められるようであれば，パーソナリティ障害を疑うべきであろう。

　将来，精神病性障害または統合失調症と診断される患者のうち，その前駆症状として不安，恐怖，強迫，離人，解離，心気などの神経症症状を呈することは少なくない。明らかな幻覚・妄想が出現していれば，たとえ神経症症状があっても統合失調症と診断すること

図1．神経症と隣接する疾患概念の関連性

は容易である．しかし，かつて潜伏精神病または偽神経症性統合失調症と分類されていたこれらの患者は，明確な精神病症状が認められない．このため臨床家が豊富な経験と鋭い観察力を持っていたとしても診断にはある程度の期間を要する．また，これらの患者が精神病の前駆状態にあるうちは薬物療法への反応は乏しい．

B. 神経症と不安

神経症では不安に焦点を当て診断，治療が行われていく．不安に対する人間の性向について知ることが神経症について知ることになろう．不安には2つの原則があると思われる．

1つは，適切な量の不安であれば人間は不安を軽減することができるが，不安が強くなると人間は再び不安な状況に陥ることを考えて不安を探し，その結果さらに不安が強まるという悪循環に陥るというものである．つまり，不安が高いと不安が不安を呼ぶようになる．不安が高い患者は自分の経験から，「不安が不安を呼ぶ」と伝えるとすぐに理解できることが多い．

2つ目は，人間はそれぞれ不安を軽減する自分なりの得意の対処パターン（たとえば，不安な事物を避ける．不安を乗り越えようと確認したり，訓練したりといった何らかの努力をするなど）を持っているが，不安が強まるとそれぞれの対処パターンが不適応状態となり，もともと持っている対処パターンによって異なった障害が出現するというものである．1つ目の原則によって神経症症状が出現するか否かが決定され，2つ目の原則によってどのような神経症症状が出現されるかが決定される．

C. パニック発作への対応

パニック発作とは，急性の不安状態の高まりが身体症状として表れているといえる．患者は，「自分がおかしくなってしまう（しまった）のではないか」，「死んでしまうのではないか」等々の切迫した不安を主訴としながら，動悸，息苦しさ，胸痛，めまいなどの身体症状を伴うパニック発作が出現したことで臨床医を求める．臨床医はそのような患者に的確に対応しなければ患者や家族からの不信を招くであろう．パニック発作への対応能力は臨床医に必須であり，特に激しいパニック発作を呈する患者は，すべてのものごとへ疑念と不安を抱きやすくなっているため，医師のプロフェッショナルとしての自信のない態度は，患者が治療を受け入れることを困難にする．

パニック発作が出現したとき患者の息苦しさが強く，呼吸が浅く早くなれば過呼吸症候群として表れることもある．パニック発作中の患者はさまざまな刺激に過剰に反応する可能性が高い状態にあるため，外界からの刺激が少ない場所で診察をすることが必要となる．まずは，患者の訴えがあれば訴えを聞き，「息苦しく動悸がして不安を感じていること」をこちらが理解したことを伝える．

パニック発作は，広場恐怖，パニック障害，特定の恐怖症，社会恐怖，強迫性障害といった不安障害に多く認められる症状であるが，その他の疾患でも出現するためパニック発作の原疾患が特定される必要がある．原疾患が特定され，患者がこれまでもパニック発作を起こした既往があれば，以前に患者が受けて有効であった処置をとることで症状は10〜30分で改善することが多い．

はじめてパニック発作を起こした患者には，まずは身体的な検査（酸素飽和度，心電図など）を行うことで身体的安全を保証し，

パニック発作であることを伝える。次にうつぶせになるか、いわゆる体育座りになり（これらの姿勢で呼吸は深くゆっくりになりやすい）、呼吸はできるだけゆっくりすることを伝える。過呼吸がコントロールできないようであれば、ペーパーバックを用いて呼吸するよう指示する。病歴等によってパニック発作の原疾患がいずれかの神経症であれば、ベンゾジアゼピン系抗不安薬（ロラゼパム0.5mgを用いることが多い）の内服をすすめる。

不安障害以外の原疾患が特定された場合は、それぞれの原疾患に応じた処置が必要になる。しかし、情報が得られず原疾患が特定できない場合でもベンゾジアゼピン系抗不安薬の内服が第一選択となる。薬については、「今は不安感やストレスが強くなっているために、動悸がして、いくら息を吸っても吸えていない感じがありますが、このお薬を飲めば、不安が軽減しそれらの症状が10～30分で改善します」と簡潔に説明し、患者が承諾すれば内服してもらう。症状が軽減されれば、今後の治療について患者と話し合い、なんらかの病院（外科、皮膚科とかでも）へかかっていればそこに紹介状を作成する。通院していない場合は、精神科への通院をすすめる。

患者がパニック発作を持っている場合、臨床医は上記の対処法を教育することが必要であり、パニック発作の対処法を知ることでも患者とその家族の不安は軽減される。

D. 神経症の薬物療法

不安障害の中でも、広場恐怖、パニック障害、全般性不安障害、社会恐怖、強迫性障害については、比較的薬物療法が確立され治療アルゴリズムが作成されている。それらはAPA（米国精神医学会）の治療ガイドラインなどで容易に手に入れることが可能である。これらの不安障害には主に選択的セロトニン取り込み阻害薬（以下、SSRIと略す）が中心に処方され、ときにベンゾジアゼピン系抗不安薬（以下BZDと略す）、抗精神病薬、気分安定薬なども併用される。

パニック発作が頻回に出現している場合、SSRIには不安症状に対する即効性がないため屯用または定期的な内服としてBZDを用いる必要がある。定期的な内服としては長時間作用型のBZD（ロフラゼプ酸エチル1～2mgなど）が、屯用としては短時間作用型（ロラゼパム0.5mgなど）が用いられる。不安発作が出現する神経症は、全般的な不安が高いために不安発作が出現しているのである。このため薬物療法の第1の治療目標は、全般的な不安を軽減し不安発作を予防することであり、SSRIと長時間作用型BZDは1日通して効果が持続するために全般的な不安を下げて不安発作の予防効果が期待できる。しかし、SSRIと長時間作用型BZDを併用しても不安を予防できない時もあるので、屯用で短時間作用型BZDを利用する。患者の中には短時間作用型BZDだけを好む者もいるが、短時間作用型では時間の経過によって血中濃度が低下する時に不安発作が起こることは多く、薬をいつ飲むかと考えること自体が、患者の注意を不安に向けさせてさらに不安は高まりやすい。依存とリバウンド症状が出現しやすくなるため、パニック発作が出現するほど不安が高い場合は、短時間作用型のBZDだけで治療を行うのは得策とは言えない。また、特にパニック障害の患者には少しでも症状が軽減するとすぐに薬を減らそうとする努力家が多くいるが、不安に注目して不安になりながら薬を減らすこと自体が不安を高めるので反治療的である。実際、不安発作が長期に渡って出現しなければ薬物の投与量は減量できることは多い。患者には、「不安がなくなると、自然に薬を飲み忘れ、薬を飲み忘れてもなんともないというときがくるので、そ

こまで薬を続けましょう」と説明するのも薬物療法のアドヒアランスを高める1つの方法であろう。つまり、パニック発作が出現する急性期の患者の薬物療法のコツは不安に注意を向けさせないことであり、不安が不安を呼ぶ状況を予防することである。薬物療法を行う上で患者にもそのことを理解してもらう必要がある。

神経症治療において、問題になりやすいBZDの副作用は、奇異反応、脱抑制、健忘である。奇異反応は、不安を軽減するはずのBZDによって逆に不安、混乱状態を呈する。筆者の経験でそのような患者は少なくはない。不安だけではなく感情失禁、涙もろさなどを呈している患者に奇異反応が生じやすいと思われる。健忘は、患者に質問すれば簡単に明らかとなるが、脱抑制は、診察中の話が迂遠で長くなりやすくなることで臨床医は気づくことができる。これらの副作用が出現した場合は、より力価が低いBZDへの変更、BZDの減量、抗精神病薬への変更を検討しなければならない。特に奇異反応の場合は早急な対応が必要となるが、多くの場合、抗精神病薬（ハロペリドール0.5～1mg、リスペリドン0.5～1mg）への変更が効果的であることが多い。ここで挙げたBZDの副作用は、アルコールによる影響と似ているため、自分の目の前の患者にアルコールを飲ませて落ち着かせようと思えるかどうかが1つの考え方の指針になるかもしれない。自分をコントロールしようとする志向性が強いために症状が出現している患者にはBZDは効果的であるが、自分をコントロールすることを放棄しがちな人には向かない薬であろう。

SSRIの副作用では、嘔気、便秘などの消化器症状とともに賦活症候群、ジッタリングが問題となる。消化器症状に関連した副作用は患者が容易に意識することが可能であるため、薬物の変更や消化管運動改善薬（塩酸イトプリド、クエン酸モサプリドなど）を追加投与することで改善できる。しかし、軽度の賦活症候群、ジッタリングは、患者には意識されにくく、不安があるにもかかわらず外出するなどの行動が増えることで、患者は不安な状況に直面することが増加する。このため臨床医はSSRIによって患者の行動が賦活され、その結果不安が増加していないか注意深く生活態度に関する話を聞き、用量の調節を慎重に行う必要がある。また、長時間作用型のBZDを用いることでこれらの副作用を和らげることも可能である。

神経症の薬物療法の中心はSSRI、BZDであり、それらは主に不安に対して効果を示す。解離性（転換性）障害で患者は不安を意識しないため、SSRI、BZDではほとんど効果は期待できず、文献上でも解離性（転換性）障害患者に薬物療法が有効であるというエビデンスはほとんど得られていない。解離性（転換性）障害患者の薬物療法は、不眠、混乱、焦燥感などが認められれば症状に応じてBZD、抗精神病薬の投与を対症療法として行うに限られる。しかし、解離障害患者では意識変容が生じやすい患者が存在し、それらの患者にはBZDを投与すると解離症状が悪化する可能性があり、少量の抗精神病薬の方が使用しやすいと考えられる。

不安障害においてSSRIを投与した場合、文献を概観すると約50％の患者で効果が認められ、残りの患者では薬物療法の有効性は限られたものとなる。また、神経症の再発率は全般的に高く、慢性的になりやすい。このため、解離性（転換性）障害と再発を繰り返す慢性化した不安障害では精神療法の必要性が出現する。

E. 神経症の精神療法

不安障害と解離性（転換性）性障害では、

いくつかの下位分類において認知行動療法，曝露反応妨害法，精神分析療法などの精神療法の有効性が認められ，特異的な精神療法が推奨されている。しかし，実際の臨床ではそのままの形式でこれらの特異的精神療法が用いられることは少ない。これらの精神療法は少なくとも1回30分以上の時間を要するため，治療者と患者の負担を考えれば我が国の医療には馴染みにくい。多くの精神科医は支持的精神療法と称して，特異的な精神療法の一部を応用して薬物療法と織り交ぜながら，実際の診療を行っているといえよう。

神経症の支持的精神療法でも一般的に言われる傾聴，共感が重要であることはいうまでもないが，筆者は特に不安に焦点を当てて話を聞くことが重要であると考えている。不安発作が出現している急性期の状態では，薬を媒介し，不安について患者と相談することとなる。患者の不安への対処法を明らかにして，そこに不適応的な側面があれば，指摘してより合理的な解決方法を話し合う。たとえば，患者は自分の具合が悪いときに医師や病院の迷惑になるのではないかと不安になり，電話相談や予約外での来院ができずに我慢するという対処法を選択する。その結果，激しいパニック発作が出現し救急車で来院ということも多々ある。このため，そのような患者には具合が悪ければ早めに来院したり，電話で質問したりしてもよいことを保証することは重要である。患者の具合が悪いほど，医師の援助はより具体的でなければならない。そのような具体的な援助を患者が経験することで治療者とのサポーティブな関係性が作られる。

症状が軽減されるにつれて具体的な解決方法を提示していた精神療法が，より抽象的な精神療法に移行することが許容される。より具体的な精神療法としては，環境調整として家族に病気を理解してもらうこともあるし，心理教育として不安と薬物の関係について患者に理解してもらうこともある。より抽象的な精神療法としては，言語が中心となって患者の葛藤を指摘し，それについて患者に考えさせるということになろう。さらに言葉だけを介した特殊な精神療法（認知行動療法，精神分析的精神療法など）へ導入する可能性もあろう。サポーティブな治療関係が発展していくことによって，患者はより抽象的な精神療法に移行することが容易となる。

まとめ

不安を中心にして神経症治療の実際を概説した。本章では，便宜的に薬物療法，精神療法と分けて記述したが，実際の診療ではそれらは織り交ぜられている。それは診療における臨床医の態度と行動ともいえる。これらをいかに上手く織り交ぜて一貫した態度と行動がとれるかが，臨床医の力量が問われるところである。

今日，神経症は選択的セロトニン取り込み阻害薬の適応が得られたことによって広く社会に啓蒙され，認知されるようになった。これまでの精神科臨床では，統合失調症と気分障害が主な対象であったが，今後は臨床医が神経症の臨床に熟達していることが求められるであろう。

参考文献

1) 西村良二：心理面接のすすめ方—精神力動的心理療法入門．ナカニシヤ出版，1993.
2) 西園昌久：精神医学の現在．中山書店，2003.
3) 土居健郎：新訂 方法としての面接．医学書院，1977.
4) 貝谷久宣，井上 顕，横山知加，ほか：神経症圏障害のすべて．Ⅲ．各論 a.パニック障害 3．治療学．臨床精神医学，35 (6) 765-776, 2006.

5) American Psychiatric Association : American Psychiatric Association Practice Guidelines for the Treatment of Psychiatric Disorders, Compendium 2004, American Psychiatric Association Washington D.C. and London 2004. 佐藤光源, 樋口輝彦, 井上新平 監訳：米国精神医学会治療ガイドラインコンペンディアム. 医学書院, 2006.

19. 身体表現性障害

福岡大学医学部精神医学教室　塚田淳也

　日々の臨床を行う中で，次のような方が患者としてこられた場合，どのように考えればいいだろうか。頭痛，めまい，吐き気，あちこちの痛みなどさまざまな症状を強く訴えるが，検査を行ってもそれらを説明するような所見に乏しいような場合。または，大きな病気があるのではないかと心配され，診察や検査の結果それが否定されても，なおお病気の存在に不安を抱いて納得されない場合。精神医学ではこうした一群について，ある疾患概念を定義している。それは「身体表現性障害」と呼ばれる疾患群である。この項ではこの本の読者としてローテーション中の研修医を想定していることを考慮して，この疾患のあらましや精神科「以外」の身体科においてどのように接していくのが望ましいか，また精神科における治療について述べていく。

A.「身体表現性障害」という疾患のあらまし

　精神科で診断を行う際に参考とされる診断基準が2つある。1つはWHOによる「疾病及び関連保健問題の国際統計分類」いわゆる「ICD-10」である。もう1つはアメリカ精神医学会が定めるところの「精神障害の診断と統計の手引き」で，その頭文字をとって「DSM-IV」と呼ばれている。このICD-10とDSM-IVでは先ほど示したような疾患は次のように述べられている。
　ICD-10では，①所見は陰性が続き，症状にはいかなる身体的基盤もないという医師の保証にもかかわらず，医学的検索を執拗に要求するとともに，繰り返し身体症状を訴える，②症状の発現と持続が不快な生活上の出来事あるいは困難や葛藤と密接な関係を持つときでさえ，通常患者は心理的原因の可能性について話し合おうとすることに抵抗する，と記載されている。
　DSM-IVでは，①一般身体疾患を示唆する身体症状で，それが一般身体疾患，物質の直接的な作用，または他の精神疾患によって完全には説明されない，②その症状は，臨床的にいちじるしい苦痛，または社会的，職業的，または他の領域における機能の障害を引き起こしていなければならない，③その身体症状は意図的ではない，などを記載している。
　ここまで述べてきた身体表現性障害という名称は診断名ではなく1つの疾患カテゴリーとなっており，もう少し細かく下位分類をされている。それらの下位分類を**表1**に示す。このようにいくつかの下位分類はあるが，身体表現性障害を持つ方の疾患イメージは，「詐病や意図的にではなく，実際に身体症状に苦しみ仕事や日常生活に障害がありながら，その原因がみつからず，またはその苦しみが上手く周囲に伝わらず，不安やつらさを抱えている方々」という風に描写できそうである。

B. 精神科以外の場面での身体表現性障害に対する対応のポイント

　このような身体表現性障害の方々は，たとえ検査などでは所見が陰性であったとしても，悩んでいるのは患者自身の解釈モデルにおける「身体症状」である。しかし，検査や診察では原因がはっきりしないので，担当する医師も当の患者も困ってしまい，手詰まり

表1. DSM-IV-TRおよびICD-10における身体表現性障害の下位分類

DSM-IV-TR	ICD-10
300.81　身体化障害	F45.0　身体化障害
300.82　鑑別不能型身体表現性障害	F45.1　分類困難な身体表現性障害
300.11　転換性障害	F45.2　心気障害
307.80　疼痛性障害	F45.3　身体表現性自律神経機能不全
300.7　　心気症	F45.4　持続性身体表現性疼痛障害
300.7　　身体醜形障害	F45.8　その他の身体表現性障害
300.82　特定不能の身体表現性障害	F45.9　身体表現性障害，詳細不明

の状況になってしまいやすい。このとき，いきなり「身体的には何も問題がないようなので，精神的なものではないでしょうか」と精神科へ紹介しても最終的にはあまり上手くいかない。というのも，患者は先ほども述べたように「身体症状」の改善を求めているので，自分の症状が精神的なものではないか，という見立てはそれだけで，「自分のつらさがわかってもらえていないのではないか，病気ではないと思われているのでは」という思いを引き起こし，症状への不安やこだわりをますます強化するという結果になりかねない。では，どのような対応が望ましいのだろうか。身体科やプライマリーケアとしてこのような方に対応する際に気をつけておくべき点をいくつか，以下に示す。

ポイントになるのは，身体的な問題か，精神的な問題かというようなどちらか一方という2分的な見方では上手くいきにくい，という点と，患者に対する「共感」の姿勢が必要だという点である。

1. 身体疾患の鑑別と説明について

当たり前のことながら，重要な部分である。一見はっきりしない訴えであっても，きちんと身体疾患の鑑別を行い，それらの説明を適切に行うことが今後の対応の最初の足がかりとなる。得られた検査所見や評価を説明する際には，そこから症状を説明しうる異常所見はみつからなかったことや，症状の程度と所見が一致しないことなどは伝えておいてもよいと思われる。あいまいな診断でその場をしのぐよりは，このような見立てを説明しておく方がよい。ただし，症状の有無や，身体的なものか精神的なものかなどについて議論することは，たいていの場合よい結果を生まない。あくまで，所見などからは説明がつかないが身体症状そのものの，つらさについては共感する，という姿勢を持って説明に臨むことが重要となる。

2. 治療や薬物の使用について

薬物の使用については，不必要であれば用いない，ということが基本となる。あいまいな症状に対して薬物を用いていくと，患者の病気に対する不合理な考えや不安は強化される。薬物を用いる場合は，得られる利益と副作用について十分やりとりを行うことと，ここまでは使えるけれどこれ以上は難しい，というような枠組みを設けておくのがよい。検査についても同様で，ここまでは検査できるが，そこで異常がなければそれ以上の検査は行わないようにしましょう，というような話し合いを行っておく。明確な利益の見込めな

い入院も勧められない。受診や検査については、一定のスケジュールを決めて行うと伝えておくとよい。症状がつらいときのみ緊急で受診や検査を行うよりは、定期的に経過をみます、という姿勢で対応する。そして、受診の際には忘れずに系統立った簡潔な身体診察を行う。

3. 精神科への紹介について

このような対応を踏まえて、必要があれば精神科医への紹介も行いたい。その際、これまでも述べてきたように患者は自分の解釈モデルとしての「身体症状」で悩んでいる訳なので、「身体所見がないから、精神科的なものではないでしょうか」というような説明の仕方では納得するはずがない。それよりは、「症状の程度と診察や検査の結果が一致しない場合、精神的な影響が症状の程度に関与していることもあるので、精神科の評価を一度受けてもらいたいと思います。そこで症状を和らげる可能性のある、新しい見立てが得られるかもしれません。しかし、これまでと同じようにこちらでも引き続き経過をみていきます」というような伝え方がよいと思われる。ここに含まれるメッセージは、「症状の有無を判断しているのではなく、あなたの持つつらさを和らげるためにとる手立ての1つである」ということであり、また「精神科へ紹介するということが、ここでのフォローアップの終了を意味してはいない」ということだろう。このように、身体症状か精神症状か、というよりも、そのどちらの要素も考慮しておくという姿勢を持って、精神科への受診を勧めていく。実際に、精神科への紹介が終わった後でも、再び元の身体科へ顔を出す患者は多い。その際も、それまでと同じように枠組みを設定した対応を行いつつ、精神科への受診も並行してやっていくことを勧めるのがよいと思われる。

C. 精神科における治療について

精神科における治療について、ここでは薬物療法と認知行動療法について述べる。

まず薬物療法だが、向精神薬で身体表現性障害に対して特に効果があるという薬物は少ない。そのなかでは、身体表現性障害に不安や抑うつが合併しやすいことを踏まえて、抗うつ薬を使用する機会が多い。近年では、セロトニン再取り込み阻害薬（Serotonin Selective Reuptake Inhibitor：SSRI）が多く用いられる。特に疼痛性障害においては一定の効果を示すとされている。一方で、身体的な訴えに対しての効果は報告により差がある。用いる場合は、見込まれる効果や副作用などを十分に患者と相談した上で、「枠組み」を設定して用いることが望ましい。

次に認知行動療法について述べる。海外では、身体表現性障害に対して認知行動療法が効果的であるとする報告がなされている。認知行動療法とは、個人における「物事のとらえ方（認知）」や、現状で起こっている問題と思考や感情との関係性を、一定の作業などを通じて検証し、より問題の起こりにくい形に修正し、適応的な行動につなげるようデザインされた精神療法である。身体表現性障害の治療場面においては「この症状が治らないと何もできない」、「自分の病気は治る見込みが全くない」というような適応しにくい思考内容に対して、より柔軟なとらえ方ができるようアプローチすることになると思われる。

実際には、身体表現性障害の治療は長期にわたることが多い。その中で中心になるスタンスは、症状そのものを取り去ろうとすることではなく、上述した薬物療法や認知行動療法などいくつかの方法を組み合わせながら、いかに症状へのとらわれを明らかにしつつ、そのとらわれから脱して、より適応的なあり

まとめ

 以上，身体表現性障害という疾患のあらましと，精神科以外の場面での対応について，また精神科における治療についてポイントを述べた．身体表現性障害をフォローする上で大切なのは，「揺らぎ」や「含み」といったあいまいな部分を保ちながら柔軟に患者に接し，症状のみにとらわれすぎないという点であると思われる．そして，そうした柔軟性を，いわば「心理的な視野狭窄」に陥りやすい患者も持てるよう伝えていく．このような柔軟性を確保する意味でも，治療は身体科か精神科かという2分した考え方ではなく，可能な限り「チーム」として機能できるよう配慮したい．その上で症状へのとらわれを和らげながら，治療目標を設定し，不安や苦痛に対する手立てを講じていくことが必要である．

参考文献

1) 吉松和哉，上島国利 編：臨床精神医学講座．身体表現性障害．中山書店，1999．
2) 野口正行：身体表現性障害—診療上の諸注意とその診断分類の問題点．精神科治療学，23：41-46, 2008．
3) 吉松和哉：身体表現性障害と心気症．治療学，臨床精神医学，35：901-907, 2006．
4) 佐藤 武：身体表現性障害（Somatoform disorders），診断と治療，91：1347-1351, 2003．
5) 木崎英介，白波瀬丈一郎：プライマリ・ケアで診る身体表現性障害．Pharma Medica，22：33-36, 2004．
6) 増田竜大，宮岡 等：メンタルヘルス関連疾患と治療．身体表現性障害．臨牀と研究，85：815-818, 2008．
7) Kroenke.：Efficacy of treatment for somatoform disorders：a review of randomized controlled trials. Psychosomatic medicine, 69, 881-888, 2007.
8) Hatcher et al.：Assessment and management of medically unexplained symptoms. BMJ, 336（7653）1124-1128, 2008.

20. パーソナリティ障害
―境界性パーソナリティ障害を中心に―

福岡大学医学部精神医学教室　吉田公輔

　パーソナリティとはある個人の心理的な性質をさす用語で，個人の環境・刺激に対する反応の様式の総体を意味している。それは，個人がものごとをとらえたり，考えたり，行動したりする様式のうちで比較的固定していて長期間持続しているものの総体ともいえる。

　DSM-Ⅳ-TRによると，パーソナリティ障害とは，「認知，感情性，対人関係，衝動の制御の領域において，その人の属する文化から期待されるよりいちじるしく偏った内的体験および行動の持続的様式で，それは個人的社会的にも広範にわたっており，持続的かつ広範な機能の障害を認めるもの」と定義されている。パーソナリティには個人によって偏りがあり，それを障害と区別することは実際難しい。現在，DSM-Ⅳ-TRでは，パーソナリティ障害はA群，B群，C群という3つのクラスターに分類されている。A群は奇妙で風変わりな印象のある群で，「妄想性」，「統合失調質」，「失調型」があり，B群は劇的で感情的で気まぐれな印象のある群で，「反社会性」，「境界性」，「演技性」，「自己愛性」があり，C群は不安気で怯えを抱いている印象の群で，「回避性」，「依存性」，「強迫性」がある。この中でも日常臨床でよく出会い，対応や治療を求められることが多い亜型の1つに境界性パーソナリティ障害（Borderline Personality Disorder：以下BPD）がある。この障害の患者は過量服薬や手首自傷などで救急外来を受診することが多いことでも知られる。BPDは比較的よくみられる障害で，患者との激しく不安定な関係性により治療に混乱をきたし苦慮させられることがしばしばある。こうしたことからBPDについての理解を深めておくことは臨床上大変意義深いことと思われるので，この章では特にBPDについて，臨床的特徴，診断，治療，対応や援助の方法について述べたいと思う。

A. 概念と病態

　BPDは一般人口の1～2％にみられるといわれている。境界性という言葉は，精神病と神経症の境界に位置するという意味合いで用いられるようになった。BPDでよくみられる基本的な症状には不安定な対人関係，感情の不安定さ，衝動性がある。患者は，感情的に圧倒されている，自分には価値がない，ひどく腹が立つ，虚しい，見捨てられる，裏切られている，というような気持ちに支配されることが多い。近年，生物学的な研究により，BPDの主な症状である衝動性と脳内におけるセロトニンの活性の低下との関連が明らかになってきた。さらにBPDの発症には遺伝的素質と環境的ストレス要因とが相互に関係していることが考えられている。

B. 診断と鑑別

　DSM-Ⅳ-TRの診断基準を表1に示す。患者に共通することは，対人関係の障害，感情や情緒の統合不全，そして衝動性などの行動の制御不全がみられることである。鑑別診断としては，双極性障害，外傷後ストレス障害，身体表現性障害，物質乱用，反社会性パーソナリティ障害，自己愛性パーソナリティ障害

表1. 境界性パーソナリティ障害の診断基準（DSM-IV-TR）

対人関係、自己像、感情の不安定および著しい衝動性の広範な様式で、成人期早期までに始まり、種々の状況で明らかになる。以下のうち5つ（またはそれ以上）によって示される。

(1) 現実に、または想像の中で見捨てられることを避けようとするなりふりかまわない努力
(2) 理想化とこき下ろしとの両極端を揺れ動くことによって特徴づけられる、不安定で激しい対人関係様式
(3) 同一性障害：著明で持続的な不安定な自己像または自己感
(4) 自己を傷つける可能性のある衝動性で、少なくとも2つの領域にわたるもの（例：浪費、性行為、物質乱用、無謀な運転、むちゃ食い）
(5) 自殺の行動、そぶり、脅し、または自傷行為の繰り返し
(6) 顕著な気分反応性による感情不安定性（例：通常は2～3時間持続し、2～3日以上持続することはまれな、エピソード的に起こる強い不快気分、いらだたしさ、または不安）
(7) 慢性的な空虚感
(8) 不適切で激しい怒り、または怒りの制御の困難（例：しばしばかんしゃくを起こす、いつも怒っている、取っ組み合いの喧嘩を繰り返す）
(9) 一過性のストレス関連性の妄想様観念または重篤な解離性症状

（高橋三郎ほか 訳：DSM-IV-TR精神疾患の診断・統計マニュアル 新訂版．医学書院，2004より）

などがある。また、他の障害が併存することもあり、大うつ病エピソードなどの感情障害や、パニック障害などの不安障害などが合併することがあるので注意を要する。場合によっては併存する障害の治療が優先される。

C. 経過と予後

一般的に、治療を開始して最初の5年程は症状の変動が大きく、症状の程度も激しい。しかし長期的にみると、約半数が寛解するといわれており比較的良好な寛解率といえる。一方で自殺率が9～10％と決して低い自殺率とはいえない。最近の研究では、従来の研究と比べてより肯定的な結果も報告されており，あまり悲観的な治療予測に傾き過ぎない、より希望的な見通しでの治療を進めていくことも大切である。予後不良因子としては、幼少期の性的虐待、精神科治療を受けた年齢が低いこと、衝動性の高さ、攻撃性の強さ、物質乱用、症状がより深刻で慢性的であることなどが挙げられている。

D. 治療

BPDの治療では、特徴的な症状としての対人関係の不安定さが治療者との間でも繰り広げられ、激しい2者関係におちいることもあるため、治療を行うにあたり、十分な知識を得て、経験ある精神科医のコンサルテーションやスーパービジョンを受けることが望ましい。治療は多職種によるチーム体制で行っていくことが有用である。多職種で患者をサポートしていくために、主治医は患者の治療のマネージメントを行う。治療には、薬物療法、入院治療、家族療法、デイケアや精神科リハビリテーションなどの社会療法、個人精神療法、集団精神療法などがあり、主治医はこれ

らの治療を患者のその時の状況などに応じて組み立て，患者や家族と相談しながら決めていく．さらに関連するスタッフとの連絡をとり合い，治療全体のコーディネートをする．

主治医によるマネージメントでは患者に対する心理教育的アプローチも行う．症状と病態の説明，治療法の説明，治療の見通し（症状が速やかに消失することは少なく，場合によっては治療が数年単位になること，一般的に主治医との間でも不安定な関係が生じやすいこと，衝動性からの行動化が起こりやすいことなど），治療経過で起こってくる行動化に対する治療上の限界（自殺の危険が迫った時は入院治療が必要になること，緊急時における家族の協力の必要性の説明など）を，具体的に伝えておくとよい．

主治医のマネージメントで最も重要な役割の1つとして，患者が自分自身あるいは他者を傷つける危険を回避することが挙げられる．主治医は，これらの危険に常に気を配り，早めの対応を心がける．危機が明らかになった時は，それらが引き起こす治療中断の危機，社会的不利，生命の危機について話し合い，家族とも連絡を取り，場合によっては入院治療に切り替えるなどの対応が必要になる．この際，薬物療法も考えられる重要な選択肢となる．自殺・自傷行為には，実際に死のうとする意図を持って行われるものと，自分の身体を傷つけても死のうとする意図がないものの両極があり，それらが混じり合っている場合もある．BPDの患者における自殺の危険性を過小評価しない必要性があるが，一方で自傷行為が患者にとって役に立っている側面を知っておく必要がある．それは，感情統制，苦痛から気持ちを紛らわす，自己懲罰，精神的苦しみの具体的な確認，感覚麻痺と離人感の緩和，怒りのはけ口などである．患者は，精神的な痛みを，身体的な苦しみに置き換えるものとして自傷行為を行うことがある．感情的苦痛は耐えられないが身体的苦痛ならば耐えられ，自傷行為により感情的苦痛から解放されると考えている場合がある．重要な人物から見捨てられるという体験が，それが現実のものであっても想像上のものであっても，しばしばこのような自傷行為の誘因となりうる．「どんなことが苦しいのですか」，「どんなことで困っているのですか」などと問いかけるなどして患者が苦痛から解放を求める気持ちを認め，患者がこの精神状態に対処していけるようにサポートする．実際に自殺の危険が差し迫っていると判断できる場合には，1週間から1ヵ月ぐらいの危機回避のための短期入院が必要となる場合がある．入院や退院など重要なことを決定する際は家族も含めた合同面接を行い，主治医を含めた治療者と患者そして家族の意見が一致していることが大切である．共有した空間でやり取りすることにより誤解や歪曲が生じる可能性を減らすことができる．

BPDの治療においては，薬物療法は補助的な治療法と考えられている．第一選択薬として，有効性と安全性のバランスから，少量もしくは中等量の非定型抗精神病薬（オランザピン，アリピプラゾール）が推奨されている．不安や抑うつに対してはセロトニン再取り込み阻害薬（フルボキサミン，パロキセチン，セルトラリン）も有効と考えられている．しかし，アクチベーション症候群や若年者の自殺念慮や自殺企図のリスクを高めるともいわれているので，慎重な投与が必要となる．衝動性や怒りにはバルプロ酸が有効であることが報告されているが，バルプロ酸には過量投与による重篤な副作用（意識障害，けいれん，呼吸抑制，高アンモニア血症，脳水腫）があるので過量服薬を繰り返す患者には注意が必要である．ベンゾジアゼピン系抗不安薬は，投与される頻度が多い薬剤であるが，服用により衝動性が高まったり，脱抑制が起こ

るともいわれており，依存性や乱用の可能性も考慮すると投与を控えた方がよい．時には家族などに薬剤を管理してもらうことも必要となる．

治療において，家族に対する援助も重要な側面である．方法としては，外来治療や入院治療中に個別に家族との面談の場を設ける方法と，数家族を対象として集団で行う方法がある．いずれの場合も家族の苦痛と負担を減らすことを目標とし，患者を支える家族の強化に重点を置く．たとえば，家族が罪悪感を抱いて自責的にならないような働きかけをすることや，家族自身の外傷的経験を癒してくれる情報やサポートが得られるような工夫をするというようなことが挙げられる．このように家族自身がより健康度の高い生活をできるような方向性で支援を行う．

治療上で患者との関わりにおいて以下のことに留意するとよい．1つ目は，患者が家族に対する激しい怒りを表す際に，その背後に普段の生活において傷ついた体験があり，その代替として家族に対して激しい怒りを呈している場合があるということである．実際に家族との関係がそのような怒りに相当するような場合もあるだろうが，一方でこうしたことも考慮に入れて話を聞くと客観的な視点をもてる．2つ目に，主治医が患者に感情移入しすぎることで，患者を抱え込みすぎたり，他職種との関係で行き違いが増えたり，患者との個人的な関係を発展させてしまったりする状況に気を配っておくことである．これらの状況に対して常に自身を客観的にモニターしておく．そして時には，治療者としてできないことはできないことを毅然とした態度で伝えることが必要になる．

最後に個人精神療法について簡単に述べる．BPDの治療では個人精神療法が場合によっては非常に有用な治療法の1つであり，精神力動的精神療法，認知行動療法，弁証法的行動療法などが有用とされている．いずれも，スーパービジョンを受けるなどのトレーニングが必要となるが，個人精神療法を長期間続けることによりBPDの人の機能全般を改善させることができるといわれている．

まとめ

BPDの概念と病態，診断，経過と予後，治療の大まかな全体的な流れと考え方，そしてマネージメントについて述べた．本稿ではBPDの治療について概略をイメージできることを優先したが個々の治療の詳細については成書や専門書を参考にしていただければと思う．参考となる図書については以下にご紹介しておきたい．

参考図書

1) Gunderson, J.G.: Borderline Personality Disorder: A clinical guide. American Psychiatric Publishing, 2001.（黒田章史訳：境界性パーソナリティ障害．クリニカル・ガイド．金剛出版，2006.）
2) Gunderson, J.G. & Hoffman P,D.: Understanding and Treating Borderline Personality Disorder: A guide for professionals and families. American Psychiatric Publishing, 2005.（林 直樹，佐藤美奈子訳：境界性パーソナリティ障害最新ガイド．星和書店，2006.）
3) 牛島定信：境界性パーソナリティ障害―日本版治療ガイドライン．金剛出版，2008.

21. アルコール関連精神障害

福岡大学医学部精神医学教室　永井　宏

アルコール関連精神障害は他の覚醒剤や大麻などの精神作用物質と同様に依存性薬物による精神障害と考えられている。しかし社会的に容認されている嗜好品であるため，他の依存性薬物よりも社会的問題が大きく，通常は別個に考えられている。また，アルコールが原因となる疾患は精神科の臨床場面だけでなく，身体科の臨床の場面でもよく遭遇する。慢性的なアルコールの摂取は関連臓器障害を引き起こし，高血圧，糖尿病，高脂血症，高尿酸血症などを合併することも多く，アルコール関連疾患を生活習慣病と定義する考えもある。

A. アルコールを巡る社会的背景

近年，先進諸国ではアルコール総消費量の顕著な抑制が認められるのに対して，我が国では総消費量の抑制はほとんどみられない。我が国のアルコール関連問題の変化を時代別に観察すると，1960年代の中年男性の肉体労働者によるアルコール依存の問題に始まり，1970年代以降はいわゆるサラリーマンにも多くアルコール依存者が認められるようになった。その後1980年代に入ると主婦層にも発症の増加がみられ，1990年代には未成年者によるアルコールの問題が話題となった。2000年代には高齢化社会の問題とあわせて高齢者のアルコール依存者が増加してきた。近年，飲酒運転に関しては警察による取り締まりが強化され，飲酒運転による死亡事故自体は減少しているが，社会的問題の1つである。

従来アルコール依存者には特有な性格傾向や人格の偏りが存在するといわれてきたが，現在ではその見解に対して否定的な意見が強くなってきている。また，我が国での自殺者における精神障害の割合では，うつ病に次いで2番目にアルコール依存症があげられている。現在のアルコール関連問題は性別，年齢，職業を問わず多様化した国民的社会問題の1つとなってきている。

B. アルコール関連精神障害

この章ではアルコールに関する精神障害を①酩酊，②急性アルコール中毒，③アルコール依存症，④アルコール依存を基盤に生じる精神障害に分け，最後にアルコール依存症の治療について論じる。

1. 酩酊

アルコールを摂取すると脳に機能障害が生じる。この際に精神症状と身体症状が生じ，アルコール酩酊と呼ばれる。アルコール酩酊は単純酩酊と異常酩酊に分けられ，さらに異常酩酊は複雑酩酊と病的酩酊に分けられる。単純酩酊とはいわゆる「酔っぱらっている」状態で，極端な興奮や見当識障害もない状態である。複雑酩酊は量的酩酊とも呼ばれ，「酒癖の悪い」と呼ばれる状態で，人格が変わり粗暴・興奮を認めるが，見当識が保たれ，行動の流れは周囲が理解できる範囲である。病的酩酊は質的酩酊と呼ばれ，意識障害が急激に起こり，激しい興奮を伴う無差別，非現実的行動は周囲から全く理解不能である。またいちじるしい記憶障害を残し，幻覚や妄想

を伴うこともある。

2. 急性アルコール中毒

急性アルコール中毒は，精神科医療施設ではなく，一般臨床で診察する機会が多い。1980年代よりアルコールのイッキ飲みによる酩酊状態が社会的問題となり，近年イッキ飲み自体の流行が終わったように感じられているが，急性アルコール中毒者の病院搬送は減少していない。実際は酩酊との区別が困難であり，臨床現場では多量の飲酒により生命の危険が生じた状態を急性アルコール中毒と判断している。年々増加傾向になり，男性に多く，宴会シーズンの4月，12月や夏休み付近に多い傾向がある。基本的には十分な量のアルコールの摂取，特徴的な行動の変化（情動行動の失調や自発性の低下），神経学的障害の徴候（運動障害や歩行障害），他の診断の除外で診断される。急性アルコール中毒の血中アルコール濃度は0.16％以上が目安とされており，0.4％を超えた場合，1〜2時間で約半数が死亡するといわれている。一般的にはアルコール血中濃度と臨床症状は相関するといわれているが，実際は個人差があるので注意が必要である。また，身体合併症を伴うことが多く，硬膜下血腫や骨折などにも注意が必要である。治療に関しては身体的救急治療が必要であり，呼吸管理，循環管理，本人もしくは付添い人より飲酒量のチェック，外傷の有無の確認が必要となる。

3. アルコール依存症

以前はアルコール中毒「アル中」と呼ばれていた病的なアルコールへの依存状態を「アルコール依存症」という。アルコール依存症には精神依存と身体依存が存在し，一般的に「飲みたいという欲求を抑えられない」という精神依存が形成されて，それに続いて，「飲まないと体調が優れない。手や指がふるえる。重症化してけいれんを起こしたり認知障害が起きてくる」という身体依存が形成される。

1）精神依存

アルコール依存症に陥るきっかけはさまざまであるが，飲酒によるストレス解消や現実逃避が，アルコール依存症の主要な心理機序である。気分が沈んだ時に飲酒し，気分を楽にするという行為は一般的に行われている。そのため，最近はうつ病とアルコール依存症との合併が自殺を含めた社会問題となっている。ほとんどのアルコール依存者の特徴として病識の欠如があり，「自分はアル中ではないし，飲みたいから飲んでいるだけで止めようと思えばすぐに止められる」と口癖のようにいう患者は多い。実際に酒量を減らす試みをしてみても，なかなか思い通りにアルコールの摂取を減らせず，一定レベルまで減らしたと思ったら，また元のレベルの酒量に戻ってしまうという感じで一進一退を繰り返すことが多い。

2）身体依存

身体依存は離脱症状のことを指すが，その出現は離脱症状軽減のための再飲酒の原因となる。離脱症候群はその出現の時期より早期離脱症候群（小離脱）と後期離脱症候群（大離脱）に分けられる。

①早期離脱症候群（小発作）

アルコール離脱後7時間頃より始まり，20時間後をピークとする。イライラ感，不安，抑うつ気分などの精神症状や心悸亢進，発汗，体温変化などの自律神経症状，手指・体幹の振戦，一過性の幻覚，けいれん発作が生じる。

②後期離脱症候群（大発作）

アルコール離脱後72時間〜96時間に多くみられるもので粗大な振戦，精神運動興奮，幻覚，意識変容，自律神経亢進症状を主徴とし，振戦せん妄と呼ばれる。意識混濁は軽度で，表面的な会話は可能であることが多い。

虫が見えるという幻視が特徴的で床や壁を這っている小動物を必死になってつかもうとする虫取り動作がみられる。また，見当識が障害され，患者の職業の動作（作業せん妄）を呈する場合もある。振戦せん妄は通常3, 4日持続し，その後軽快することが多いが，心疾患の合併が存在すれば死亡にいたることもある。

治療に関しては，まずは離脱症状の予防が大事である。継続的な多量飲酒を行っていた患者が入院した場合，本人，家族に離脱症状が出現する可能性が高いことを説明し，ジアゼパム等のベンゾジアゼピン系薬の予防投与を行い，離脱症状のチェックを行う必要がある。離脱症状が生じた場合もジアゼパム等のベンゾジアゼピン系薬を投与し，興奮がいちじるしい場合には抗精神病薬の投与も必要となる。

③耐性

飲酒の機会が増えるといわゆる「酒に強くなる」状態となり，同様の量を飲酒しても以前よりも酔わなくなる。この現象を耐性の獲得と呼び，アルコール依存症は耐性が形成されやすいのも特徴である。

4. アルコール依存を基盤に生じる精神障害

アルコール依存を基盤に生じる精神障害とはいわゆる長年にわたる飲酒によって生じた後遺症であり，治療回復が困難な状態である。

1）アルコール幻覚症

振戦せん妄と類似しているが，アルコール幻覚症は幻聴を主とし，意識混濁がないのが特徴である。症状の出現は急性であり，被害的な内容や自己批判の強い内容の幻聴が生じる。それに伴い二次的に被害妄想，追跡妄想，関係妄想が生じる。経過は数日で消失するものもあれば，遷延する例もある。遷延した際には抗精神病薬を投与することとなるが，効果は統合失調症の幻覚に対する効果より少ないとされている。

2）Korsakoff 症候群

記銘力障害，失見当識，作話症が高度に持続する。アルコール中心の食生活から生じる栄養不足で，通常はサイアミン（ビタミンB1）欠乏により生じる。

3）Wernicke 脳症

急性の眼球運動障害，失調性歩行，意識障害の3つが古典的症状である。意識障害はせん妄を伴うことが多く，アルコール離脱せん妄との鑑別が問題となるが，Wernicke脳症の発症時期はアルコール離脱せん妄の時期と重なるため，原因の特定は困難な場合がある。発症は比較的急速なことが多く，死亡の危険性が高く，回復後もKorsakoff症候群が残ることが多い。原因はニコチン酸，サイアミンの欠乏によって生じる。

治療に関しては，アルコール依存者で栄養摂取に問題があると判断した場合は，予防的にサイアミン投与を行った方がよいとされている。同様に急性期のWernicke脳症の徴候がある患者には，サイアミンの投与を行う必要がある。

5. アルコール依存症の治療

治療目標は断酒の継続となるが，実際にアルコールが簡単に購入できるものであるため，非常に困難であることが多い。患者の飲酒に関する問題の否認が強い傾向があり，受診に結びつかない場合も多い。酩酊状態でない時の患者が，周りに非常に気を使う温厚な性格である場合も多く，家族も酩酊時の暴力がひどくなるまで否認している場合もみられる。家族が家庭内にアルコール依存症者がいることを周囲に知られたくない気持ちもあり，本人の暴力を避けるためにアルコールの入手を手伝ったりすることもある。このような家族は治療の障害となることがある。アル

コール依存症治療には家族の理解が重要となっている。家族の相談は保健所や精神保健福祉センターが行っているので，相談を勧めることも重要である。

アルコール依存症者は1人で治療を行うことが困難である。長年の飲酒による問題行動などで，家庭や職業を失っていることも多く，孤独である場合が多々みられる。そのため，アルコール依存症者には集団療法が有効であり，自助グループとして断酒会やアルコール患者匿名会 alcoholics anonymous（AA）がある。

再飲酒を予防するために抗酒剤（シアナミド，ジスルフィラム）を使用することがあるが，飲酒欲求を軽減するものでなく，アセトアルデヒドの代謝を阻害し，飲酒の際に不快感を与えるものである。したがって，患者には適切な説明が必要である。アルコール依存症者はうつ病や睡眠障害，不安障害などの精神疾患を合併することが多い。その際は対症療法として，抗うつ薬，睡眠薬，抗不安薬を使用するが，物質依存の傾向があるため投与は慎重に行うべきである。

参考図書

1) 白倉克之，丸山勝也 編著：アルコール医療ケーススタディ．新興医学出版社，2008.
2) 「精神科治療学」編集委員会 編：症状性（器質性）精神障害の治療ガイドライン；精神科治療学 Vol.21 増刊号．星和書店，2006.

22. リエゾン・コンサルテーション

福岡大学医学部精神医学教室　浦島　創

A. 概念と歴史

「コンサルテーション」はある領域の専門家（この場合精神科医）がそれ以外のもの（身体科主治医）の依頼をうけて相談にのることを意味している。それに対し「リエゾン」はフランス語で連携や連絡，橋渡しなどを表しており，医療チームの一員として病棟に常駐したり，一般病棟を定期的に回診することによって，精神疾患の予防・治療を行う幅広い活動である。「コンサルテーション精神科医は火事が生じたときに駆けつけて火を消す消防夫であるのに対して，リエゾン精神科医はあらかじめ火災予防のための視察をしたり，火災訓練などの教育を定期的に行うことで，火災を早期発見したり，未然に防ぐという役割の消防官に相当する」（Glickman, Hackett）といわれる。

リエゾン・コンサルテーション精神医学は20世紀初頭にアメリカの総合病院に精神科が併設されたことをきっかけに徐々に発展し，日本には1977年（昭和52年）に京都で開催された国際心身医学会でその概念が紹介された。1988年（昭和63年）には日本総合病院精神医学会が設立され，2001年（平成13年）より専門医制度も発足している。しかし，総合病院に勤務する精神科医の重要性が認識される一方で，その数は減少傾向にあり，マンパワー不足が顕在化してきている。

B. 総合病院における精神科医の役割

何らかの精神障害が生じた場合，患者はまず身体症状のみに注目して内科や，産婦人科，整形外科などを受診しやすいことが知られている。受診した診療科では器質的な病変を認めないため院内の精神科を紹介することになる。したがって，総合病院の精神科は患者にとってアクセスしやすい窓口となっているといえよう。また逆に身体疾患に罹患した患者では精神障害の罹患率が高く，外来通院患者の21〜26％，入院患者の30〜60％が精神障害の基準を満たすと報告されている。健康人と比べて大うつ病は2〜3倍，パニック障害や身体化障害は10〜20倍，物質依存は3〜5倍の頻度で認められる。よって身体科の主治医，看護師，薬剤師などと連携し，診断治療のみならず，家族のサポート・情報提供やスタッフへの啓蒙まで幅広い活動が期待される。さらに身体疾患に精神疾患が合併すると，退院後の医療費の増大，救急利用率の増加，再入院率の増加がみられるため，総合病院精神科医の活動は医療経済的な観点からも注目されている。

C. よく遭遇する精神症状

1. せん妄

軽度から中等度の意識障害に幻覚妄想や興奮が加わるものである。上行性網様賦活系，大脳皮質の広範囲の機能低下に辺縁系過剰興

奮が加わったものと考えられている。鑑別診断を要する精神疾患として統合失調症，うつ病，認知症，薬物による過鎮静などが挙げられる。意識障害はあるが興奮がなく，食欲低下や活動性低下がおこり，一見うつ状態のようにみえる不活発型せん妄もしばしばみられる。意識障害があるかどうか迷った時は，見当識を確認して脳波検査を施行する。せん妄は入院患者の10〜30％，入院している高齢者の10〜40％，入院しているがん患者の25％，末期患者の臨死期の80％に出現する。

せん妄がみられた場合は，原因となる疾患，全身症状の改善と薬物の整理，環境調整を行う。その上でせん妄症状が改善しない場合は薬物療法を行う（表1）。薬物療法の基本は抗精神病薬であり，抗不安薬や睡眠導入剤は投与しない。ただし睡眠導入剤などを急に中断すると不眠を引き起こしせん妄が悪化することがあるので，減量し抗精神病薬と併用する。抗精神病薬の中で最も汎用されているのがハロペリドールである。ハロペリドールは錐体外路症状や認知機能の低下を起こしうる薬物であり，統合失調症患者に投与される割合は次第に減少してきている。その反面，せん妄患者などに短期かつ慎重に投与される場合は安全性が高い（表2）。

せん妄の患者を鎮静して検査を行う場合（表3）や，内服薬や筋肉注射でも興奮がおさまらない場合（表4）は抗精神病薬とベンゾジアゼピン系の抗不安薬を一緒に用いることがある。この場合はパルスオキシメーター，バッグ＆マスク，アネキセートを準備しておく。

2. 抑うつ状態

身体疾患に高率に合併し，予後に影響することが多い。たとえば冠動脈疾患では16％にうつ状態が合併する。その他にも悪性腫瘍で20％，脳梗塞で27％，パーキンソン病で28.6％，甲状腺機能亢進症で31％，糖尿病で24％，認知症で11％という報告がある。

3. 幻覚妄想状態

幻覚妄想状態は統合失調症，中等度以上のうつ病，認知症，妄想性障害，せん妄，中毒性精神病などで生じる。原因となる薬物や器質性疾患がないかどうか常に鑑別を続ける必要がある。医療スタッフへ情報提供することが重要である。特に妄想を訴える患者への対処の仕方を具体的に指示する。幻覚妄想状態にある患者はしばしば不安に圧倒されており，かつアンビバレントで医療スタッフが振り回されることが多い。そのため傾聴，保証を基本とし，確固とした，安心感をもたらすようなケアを患者に提供するよう指導する。

4. 身体表現性障害・疼痛性障害

身体表現性障害・疼痛性障害は身体的な疾患がみられないにもかかわらず，てんかん様の発作が起きたり，持続した痛みが出現するものである。身体的な疾患が隠れている場合があるので，常に身体科の主治医と連携を取り合いながら治療を進める。

痛みと，抑うつ不安などの精神症状は密接に関係している。このため疼痛性障害においては，疼痛に対する治療と精神症状に対する治療を，早めに並行して行う。

慢性疼痛に対してはしばしば抗うつ薬が用いられる（表5）。もちろん痛みに抑うつが合併している場合もよい効果が得られる。これらはセロトニンやノルアドレナリンを介して下降性抑制系を賦活することによって痛みを軽減する。糖尿病性末梢神経障害や線維筋痛症，がん性疼痛に関する研究から，痛みに対する治療では比較的少量で効果を現すことが多いと報告されている。

5. 睡眠障害

うつ病や不安障害などの精神疾患，疼痛に

表1．せん妄の薬物治療

ハロペリドール　0.5 mg～3 mg/日：肝機能，腎機能障害でも使用可，点滴静注・静脈注射・筋肉注射可
リスペリドン　0.5 mg～2 mg/日：水溶液が利用可
クエチアピン　25 mg～50 mg/日：糖尿病では禁忌，適度の鎮静，半減期短い
トラゾドン　25 mg～50 mg/日：抗うつ薬
ミアンセリン　10 mg～30 mg/日：抗うつ薬

高齢者もしくは認知症患者の場合
上記の薬物を二分の一量で投与するか，以下を用いる
チアプリド　25 mg～100 mg/日：錐体外路症状少ない
スルピリド　25 mg～50 mg/日：食欲増進作用がある
抑肝散　5.0～7.5 g/日：副作用少ない，認知症の問題行動には第一選択
　（いずれも適応外使用）

表2．ハロペリドールの特徴

①血圧，肺動脈圧，心拍数，呼吸数，腎血流に与える影響が少ない
②静脈注射での鎮静には10分程度かかる。半減期は14～24時間程度
③CYP3A3, 4および2D6とグルクロン酸抱合で代謝される。そのため肝機能不全があっても薬物動態が大きく変動しにくい
④7A（35 mg）/日より多量の静注で不整脈の危険性

表3．せん妄の患者に検査を行う場合の鎮静

①ミダゾラム or フルニトラゼパム1～2Aを生食で希釈して100 mlとし点滴静注
②ハロペリドールを1/2～2A静注

入眠するまで①，②を繰り返す（適応外使用）

表4．せん妄に対する経静脈の持続鎮静

ハロペリドール（5）4A ＋ フルニトラゼパム（2）2A ＋ 生理食塩水18 ml
合計24 mlを2～4 ml/hで夜間帯もしくは終日シリンジポンプで投与（適応外使用）

表5．慢性疼痛に対する薬物療法

アミトリプチリン　10～50 mg/日
ノリトリプチリン　10～50 mg/日
ミルナシプラン　30～50 mg/日
いずれもうつ状態，うつ病が合併している場合はそれに準じた量を用いる
　（慢性疼痛に対しては適応外使用）

よる不眠，薬剤性不眠などを鑑別する必要がある．睡眠時無呼吸症候群・レストレスレッグス症候群などの随伴症がよくみられる．安易な睡眠導入剤の投与は避け，環境因子や心理的因子の改善を図る．

6. アルコールによる精神障害

アルコール依存を基本とした中毒性精神障害がしばしば入院中の患者にみられる．特に入院直後の患者にアルコール離脱せん妄がみられることが多い．しばしばアルコールによる精神障害の患者は飲酒量を少なめに報告したり，アルコールによる入院歴を隠していたりするので注意を要する．

7. 医薬原性精神障害

副腎皮質ホルモン・インターフェロン・βブロッカー・エフェドリン・ベンゾジアゼピン・抗精神病薬・抗うつ薬・抗てんかん薬・抗パーキンソン薬など多くの薬物で精神症状が出現する．医薬原性精神障害を疑った場合はまず薬物の整理を行うのが先決である．副腎皮質ホルモンでは抑うつ状態，躁状態，躁うつ混合状態，精神病状態，せん妄などが起こりうる．原疾患に対する治療や副腎皮質ホルモンの離脱症状のため，減量がしにくいこともある．インターフェロンによる精神障害は抑うつ，精神病状態，意識障害，不安焦燥状態，睡眠障害などである．重篤な場合には向精神薬の併用よりもインターフェロンの中止または減量が優先される．ベンゾジアゼピンでは脱抑制，健忘などが起こりやすい．また，前述した薬物の長期服用後に急に中止した場合，離脱症状が起こる．不安焦燥，不眠，音や光に対する過敏性，手指振戦などであり，入院直後に薬物を変更した患者によくみられる．抗パーキンソン薬では幻覚妄想やせん妄，行動異常などがみられる．抗パーキンソン薬はすぐに中止減量できない場合も多いため，錐体外路症状を悪化させにくいクエチアピンを用いることがある．

8. サイコオンコロジー

がんに関する患者・家族・医療者の心理的負担を援助する．がんの危険因子や生存に影響を与える介入を行う．

参考文献

1) 松下正明，ほか：臨床精神医学講座第17巻：リエゾン精神医学・精神科救急医療．中山書店，1998．
2) 薬物療法検討小委員会 編：せん妄の治療指針―日本総合病院精神医学会治療指針1―．星和書店，2005．

23. 精神科医に求められる緩和ケア

福岡大学医学部精神医学教室　蛭田博行

A. がん医療の現状

　2007年度の年間約110万人である国民総死亡のうち、約30万人ががんで亡くなっている。2020年には国民総死亡数は150万人と増加し、がん死亡者数は約50万人になると推定されている。さらにがん罹患患者の増加も報告され、一生涯のうちに何らかのがんになる割合は、男性で49％、女性で37％とされている。このため、「日本人男性の2人に1人、女性の3人に1人ががんになる」ともいわれている。

1. がん医療と精神科

　がん医療は手術技法や検査の進歩、化学療法の進歩により治療成績は向上している。このため次第に患者は治療法への関心とともに治療経過における生活の質（QOL）への関心も高まっている。こうしたなか、2002年より制定された「緩和ケアチームの診療加算」において精神科医の設置が必要条件とされている。この流れからも精神科医は、がん患者に対しての精神症状の評価、治療にとどまらずがん医療と緩和医療に関する基本的な知識の習得と、緩和ケアチームにおける精神医学的な専門的な対応を求められることになる。

2. がん患者の精神状態

　がんに対する情報開示が進むなかで、患者には衝撃、疑惑、否認、絶望、不安、抑うつなどの心理的影響が発生する。この過程で、①病気自体への不安、②身体的苦痛による不安、③検査や治療に伴う苦痛や不安、④家族に対する気遣い、⑤将来に対する不安、⑥経済的不安など諸問題、などを同時に背負うため、時に社会機能障害を生じるほどの不快な感情（精神的苦痛）と精神症状を認めることがある。このため「がん」という言葉が患者に与えるダメージ、情報提供による将来の不確実性といった特殊性、患者の家庭状況、生活背景を理解した上で対応しなくてはならない。

B. がん患者の薬物療法

　がん患者に抑うつを主とする精神症状（適応障害、大うつ病性障害）がしばしば合併するといわれている。我が国の有病率調査においても適応障害は4～35％、大うつ病は3～12％のがん患者に認められることが明らかになっている。

1. うつ病

　がん患者の抑うつの特徴は、反応性、軽症の抑うつ症状が多く、いわゆる内因性うつ病が少ない。純粋な抑うつ症状を呈する症例はまれであり、不安症状を合併していることが多い。

　薬物治療に関しては経口摂取不可能な症例もあり、薬物投与経路の評価が必要である。さらに疾患、がん治療による身体症状を有しており、抗うつ薬による副作用の出現には特に注意をはらう必要がある。さらに薬物治療の効果が出現するまでの一定の期間と予後が限られる終末期の症例の場合、薬物治療の適応を慎重に行う必要がある。

がん患者の大うつ病，適応障害を含む抑うつに対する抗うつ薬による治療の研究から，現時点でいえることを示す。
①軽症のうつ病や，薬物療法が必要な適応障害に関しては，alprazolam などのベンゾジアゼピンを使用する。
②中等症以上のうつ病に関しては，副作用プロフィールや薬物相互作用を考慮して，投与する抗うつ薬を選択する。
③予後が短いと推定される患者の場合，薬物療法による改善が得られにくいことに留意する。

2. せん妄

がんの進行に伴いせん妄の有病率が高くなるといわれている。緩和ケア病棟入院時の調査では 28％の患者に認められるとの報告もある。アメリカ精神医学会のガイドラインによれば，せん妄の治療において第一に行うべきは，原因への介入であり，次に環境調整，薬物療法は興奮などの症状が強い場合のオプションであるとされている。

がん患者はその進行状況により多彩な身体症状を呈し，さまざまな種類の薬剤が使用されていることが多い。したがって原因を推定するには精神症状の出現時期とその後の推移，薬剤と身体的な変化との相関をみることが大事である。脱水や一過性の感染，高カルシウム血症などの身体的変化や，オピオイド，ベンゾジアゼピン，抗コリン薬などの薬剤が原因である場合は改善する可能性が高い。一方でがんの進行に伴って生じることの多い，肝不全や低酸素血症，頭蓋内病変，DIC などの場合は改善しない可能性が高い。このため全体的な状況をみながら主治医と相談し，原因への介入が可能かどうか考慮する必要がある。
（治療としての環境調整，薬物療法に関しては，リエゾン・コンサルテーションの章を参照）

C. がん患者に対する精神療法

がん患者には診断後の不安，抑うつ，サバイバーシップにおける再発不安，進行・再発期における抑うつ，終末期における実存的苦痛などが生じるといわれている。このためがん患者は精神療法を希望することが多く，必然的に精神科医は精神療法的な関わりを求められることが多い。しかしながら，がん患者に対する適切な精神療法のあり方には明確な指針が存在しないのが現状である。

現時点では，がん患者に対する精神療法においては，「個別性の配慮」，「支持的精神療法」を基本にしながらの「柔軟な治療技法」を前提として，防衛としての「否認」，「退行」を尊重し，治療者の「逆転移」に充分な注意をはらうアプローチが推奨されるとの報告がある。

以下に現時点で，がん患者に対し有用といわれる精神療法について述べる。

1. 支持的精神療法

その人なりの方法で病を理解し適応していくことを援助することが重要である。治療者はまず，患者に関心を寄せ，病気とその影響について患者が抱いている感情の表出を促し，それらを傾聴，支持，共感しながら現実的な範囲で保証を与えていく。ケアを続けて行くことを伝え，「理解する努力」をもつことが患者に対し保証となり支持となりうる。

2. 危機介入

がん患者が告知を受け，不安，抑うつ，絶望感が強くなった際に感情的に混乱状態になることがある。これに対し，支持的な態度を基本に，まず危機的な出来事や状況を明らかにする。さらに面接を通して，カタルシスを促し，危機を乗り越えやすい環境を提供するために必要に応じ他の医療スタッフ（主治医

に積極的に痛みのマネージメントを依頼する，看護師に痛みや精神症状の評価を依頼するなど），家族などへの介入を行う。

あくまで今，ここにある危機を乗り越えるための治療技法であり，原則として無意識の感情は扱わず，意識されている感情，または意識に近い感情のみを扱う。

まとめ

緩和ケアでは，スピリチュアルな問題など，テキストでは語り尽くせないことが多い。医学的知識の重要性はさることながら，人間性の豊かさなども問われる場面もしばしば遭遇する。身体的，精神的，社会的，スピリチュアルな苦痛から生じるトータルペインを理解し，全人的な医療を目指す緩和ケアとは，決して狭い分野ではなく医療の基礎として重要な領域ととらえる必要がある。

参考文献

1) 山脇成人 監修，内富庸介 編集：サイコオンコロジー．がん医療における心の医学．診療新社，1997．
2) 日本医師会 監修：がん緩和ケアガイドブック．2008．
3) 清水 研：がん患者に対する薬物療法．精神経誌，111：62-67, 2009．
4) 明智龍男：がん患者に対する精神療法．精神経誌，111：68-72, 2009．

24. 発達障害（特にアスペルガー症候群）と注意欠如・多動性障害について

福岡大学医学部精神医学教室　平川清人

近年，児童期あるいは思春期の子どもにおける精神保健への社会的関心は高まっている。とりわけ小児自閉症，アスペルガー症候群（Asperger Syndrome：以下ASと略す）などの発達障害や，注意欠如・多動性障害（Attention-deficit/Hyperactivity Disorder：AD/HD，以下AD/HDと略す）への関心がいちじるしい。発達障害やAD/HDを基盤とし，成長の過程において二次的に精神疾患を合併したり，社会的な適応において支障をきたしたりして医療機関を受診するケースは年々増加している。本稿においては，発達障害を持ちながら，その障害が早期には見逃され，二次的な精神疾患を合併して医療機関を受診する機会の多いASや，AD/HDについて述べたい。

A. アスペルガー症候群

1. 概念と定義

ASは広汎性発達障害（Pervasive Developmental Disorders：以下PDDと略す）という診断カテゴリーに含まれる。今日用いられている精神医学の診断基準として世界保健機関のICD-10とアメリカ精神医学会のDSM-Ⅳがあるが，PDDは，「①相互的対人関係（社会性）やコミュニケーションの質的障害，②行動，興味，関心において限定され反復的で常同的であること，③3歳以前に現れる発達の異常あるいは障害の存在を認める」と定義されている。このPDDの下位分類として小児自閉症，ASなどがある。小児自閉症とASとの違いは，後者において幼児期からの言語発達の遅れがない，という一点のみである。近年，PDDへの関心が高まったこともあり，典型的な小児自閉症は，視線があわない，名前を呼んでも反応がない，言葉の発達の遅れを認めることなどにより幼児健診で発見されやすく，幼児期や就学前に診断されることが増えている。一方，ASは言葉の遅れがないために，そのハンディキャップが見逃されやすく，学童期後半から思春期にかけて診断されることが多い。有病率はASで0.3～0.7％ぐらいで，男女比は3～4：1で男児に多い。

2. 臨床的特徴と診断

ASの基本的な症状は①社会性の障害，②行動，興味，関心などが限局し，反復的で常同的であることの2つが挙げられる。社会性の障害とは，他人との交流をスムーズに行うことができないということである。相手の気持ちを推測したり，理解したり，あるいは共感したりすることができない，その場の空気を読むことができずに適切な行動をとれない，人と接する時に視線を合わせなかったり，身振りを交えたりすることができないなどが挙げられる。そのため，その年齢に応じた人間関係を十分に発展させることができない。また関心の幅が狭く，特定の物に執着し，パターン化した生活に固執し，些細な変化を嫌がったり，パニックを起こしたりなどで執拗なこだわりが言動面にみられる。このような症状の背景には，「想像力の障害」が関与していると考えられている。想像力が欠如して

いるために相手の立場になって，その気持ちを推測したり，場の空気を読んで適切な言動を行うことができず，友人との間にトラブルを生じたり，執拗なこだわりや固執性が生じたり，社会的な適応が困難となる。

診断は，ICD-10やDSM-Ⅳなどの診断基準に準じてなされる。実際には診察室での親からのこれまでの生育歴や発達歴の詳細な聴取，診療場面における子どもの行動の観察および家庭や学校での行動面における特徴などの情報を参考にして総合的に評価して診断する。

また基本的な症状の他に比較的幼少期よりみられるものとして，知覚刺激（聴覚，触覚など）への過敏な反応，パニック発作，多動，気分と情緒の不安定さなどが挙げられる。

3. 経過

1）幼児期・学童期

ASでは，早期における言語発達の遅れを認めないために幼児健診で問題を指摘されることはほとんどない。ASの子どもがその問題に気づかれるのは，幼稚園や学校などの集団的生活を始めてからである。その場合，他の子どもや保育士や教師との関わりが乏しく，マイペースで皆と一緒に行動できず，遊びも1人遊びが多く，孤立的であるなどの社会性の問題が表面化してくる。その他に，興味や関心が狭く，執着的であり，特定の物や習慣に固着し，それを注意されたり，阻止されるとかんしゃくやパニックを起こしたりする。幼稚園や保育園においてASは，「集団よりも1人遊びの好きな子」，「他の子とはちょっと違う子」と思われていても保育士を中心とする大人からのサポートが得られやすく，また他の子どもからの影響も比較的少ないため，ASなりのペースが周囲より保証された中で集団生活を送る。そのため集団的な適応において大きな支障をきたすことは少な

く，「発達障害」として見逃されることが多い。またASの子どもでは，IQが正常範囲すなわち85を超えていることが多いため，小学校へ入学する際も普通学級に進学することがほとんどである。

2）思春期・青年期

ASの基本的な特徴である対人関係や社会性の問題，執着的・強迫的傾向は思春期・青年期においても持続する。学業的な側面においてはつまづくことは少ないが，相手の気持ちを理解できないために友人がいなかったり，いじめを経験したり，また周囲より変わり者と扱われたりすることで，いちじるしく自尊心が損なわれ，自己への否定感が強いこともある。このような状況で被害的となったり，抑うつ的となったりすることもまれでなく，学校生活に適応できず，不登校になることもある。周囲への被害感が発展し，幻覚・妄想状態に近い状況となり，統合失調症との鑑別が困難となることもある。思春期頃より気分障害の併存も多くなるといわれており，ASの気分障害の症状としてはひきこもり傾向，攻撃性，強迫性など，もともとのASに伴う症状が増強する形で現れることが多いため，診断が遅れやすい。

4. 治療

発達障害の治療は，治療的教育（以下，療育と略す）が中心となる。基本的な対応は，中心となる社会性の障害のさらなる悪化をきたさないために，できるだけ幼児期の早期から療育の中で社会的スキルをどのように身につけていくかが大切である。対人関係やコミュニケーションの取り方のスキルアップや，集団における適応の向上を図る。また知覚の過敏性，こだわり行動に基づくパニック発作，抑うつ感，イライラなどの気分や情緒的な問題などが生じた場合は，薬物療法を行う。薬物療法は症状の緩和を目的として対症療法的

に用いられ，興奮やパニックまたは被害感などがいちじるしい時は抗精神病薬を，こだわりがいちじるしい時には抗うつ薬（SSRI）を用いることがある．抗精神病薬を用いる際には，過鎮静や錐体外路症状や体重増加などの副作用の有無を確認することが重要である．ASの障害的特性と対応のポイントをいくつか提示する．

5. 具体的な対応のポイント

①その場の空気を読んだり，相手の表情などから相手の気持ちや考えを読んだりするという状況の理解や社会的な常識や暗黙の了解を推測するのが苦手．
→当たり前と思われることも具体的に言葉で説明してあげることが大切．
②音への過敏性や，パニックになりそうな時．
→会話をする際に大きな声で話さず，穏やかな口調で語りかける感じがよい．
パニックを起こしそうな時は，近くにいる人が「気持ちが落ち着かないんだね」，「イライラするんだね」と子どもの気持ちを代弁してあげるとよい．
そして人の少ない所へ一緒に移動して落ち着くまでそっとしておく．
③突然のスケジュールの変更や臨機応変な対応が苦手．
→こだわりが強く，また変化に対して融通も利きにくいため，あらかじめ変更が予定されている時は予告しておく．
④言われた言葉を文字通りに理解してしまう．また「代名詞」などの理解が苦手．
→比喩や慣用句などを理解できないために主語，目的語などをできるだけ省かずに，代名詞の使用を控え，しっかりと名詞で伝え，比喩や冗談などを使わないようにするとよい．比喩や慣用句を用いる時は，その意味を教える．

B. 注意欠如・多動性障害

1. 概念と定義

AD/HDの子どもは，「落ち着きがない」，「集中して勉強に取り組めない，勉強ができない」などを主訴として来院することが多い．主に学童期にみられる不注意，多動性，衝動性という3つの症状を中心とする行動の障害をICD-10では多動性障害（Hyperkinetic Disorders），DSM-Ⅳでは注意欠如・多動性障害（AD/HD）と呼ぶ．AD/HDは，「年齢あるいは発達に不釣り合いな注意力，および/または衝動性，多動性を特徴とする行動の障害で，社会的な活動や学業の機能に支障をきたすものである．また7歳以前に現れ，その状態が継続し，中枢神経系に何らかの要因による機能不全があると推測される」と定義されている．AD/HDは，学童期に診断されることが多く，有病率は3〜7％で，男女比は3〜5：1で男児に多い．

2. 臨床的特徴と診断

AD/HDの基本的な症状は①不注意，②多動性，③衝動性の3つである．「不注意」とは，他のことに気を取られやすく，飽きっぽい，注意・集中力を維持できない，細かいことに注意を払えない，注意・集中を必要とする課題に手をつけようとしないなどである．「多動性」とは落ち着きがなく，活動の過剰性が問題となる．座っていてもすぐ歩き回ったり，絶えず身体を動かしていたり，過度に騒がしかったり，集団の活動からはみ出したりなどである．「衝動性」とは日本語でいう「衝動的」というニュアンスとはやや異なり，結果を考えずに先に行動に移してしまうことで，自分の順番が待てないことや相手の話が終わらないうちに出し抜けに答えてしまうこ

となどである。これらの症状は乳幼児期より認められるが、幼稚園や小学校などの集団生活の場で支障をきたしてはじめて気づかれることが多い。

診断は、医療現場においてICD-10やDSM-IVなどの診断基準に準じてなされている。実際にはASの診断のときと同じく、総合的に評価して診断がなされるのが現状である。また、これらの症状が家庭や学校などの複数の場所で満たされることが診断の上での基準となっている。その基本的症状より、AD/HDは、不注意優勢型、多動性-衝動性優勢型、混合型の3つに分類される。

3. 経過

一般的に「多動性」は8～10歳、「注意力の障害」と「衝動性の障害」は10～12歳頃になると最低限に必要な自己コントロールができるようになるといわれているが、これらの症状が完全に消失するということではない。

思春期になると「注意力の障害」が持続するため学業面での不振がいちじるしくなり、いじめの対象となったり、不登校などの問題が生じてくる。また家族や友人ともトラブルを生じやすく、抑うつ的になるなど情緒的、行動的問題が明らかとなりやすい。この頃になると基本的な症状よりも二次的な情緒的あるいは行動的問題がクローズアップされてくる。心理的な側面においてはAD/HDの子どもは幼児期より叱責や注意を受けているため周囲の言葉への反応も敏感となりやすく、被害的に受け取りやすい。また自尊心も低く自己への評価も極めて低い。対人面・行動面に関しては養育者や教師との軋轢が目立つようになり、容易に衝突しやすく、攻撃的な言動、盗みや繰り返しの嘘、反社会的な行動などの側面も目立ってくる。周囲の基本的人権や社会的な規則への侵害を特徴とする疾患を素行障害（Conduct disorder：以下CDと略す）

と呼ぶが、AD/HDはCDを併存しやすく、非行との関連性が問題となってくる。さらにその一部が成人となって反社会的人格障害という経過をたどるとされている。またAD/HDは、思春期以降に気分障害を合併することも知られている。これらのことより、AD/HDの基本的な症状のみならず、付随する症状や問題などに十分に適切な対応ができないと、情緒的・行動的な問題や人格の形成への影響もあるといわれている。

4. 治療

ASと同様にAD/HDにおいても療育が中心となる。AD/HDの子どもは、症状のために新たな能力の獲得に失敗することが多く、叱責の積み重ねや失敗体験から自信を喪失していたり、自己評価が低下していたりすることが多い。そのため心理的アプローチとしては、AD/HDの子どもの自尊心を高めることができるように支持的に接し、「褒める」ことが大切である。またAD/HDの子どもが生活しやすいように、家族や学校関連のスタッフへも障害の本質を十分に説明し、理解を求めながら、症状に対する注意や叱責ばかりでなく、子どもの自尊心を回復し、自己評価を高めることができるような環境の整備をしてもらう必要がある。子どもへの接し方のポイントとしては、①指示や注意は短く、簡潔にする、②わかりやすい言葉で説明する、③ゆっくりと話すこと、などが大切である。話が長いと集中して聞くことができず、一度に多くのことを覚えられない、忘れやすいという障害の特性があるために、前述のようなことを考慮する必要がある。AD/HDの症状そのものを改善する薬物はないが、中枢神経刺激薬が一時的に集中力を改善し、多動を減らすことが知られている。AD/HDに用いられる薬物は中枢神経刺激薬である塩酸メチルフェニデート（コンサータ®）で、1日1回、朝

に服用するのみで，学校での服用をしなくてすむという利点がある．衝動性が高い場合はバルプロ酸（デパケン®）やカルバマゼピン（テグレトール®）などの気分安定薬を，興奮がいちじるしい時はリスペリドン（リスパダール®）などの抗精神病薬を用いることがある．

まとめ

発達障害やAD/HDを抱えた子どもは，幼少期よりその障害における特徴を有し，その後の生活においてもそれらのハンディキャップを抱えながら成長していく．そのためその成長を支える養育環境が適切でないと，発達障害やAD/HDにおける特徴的な障害のみならず，その後の情緒的発達の困難や問題行動を生じたり，人格の形成へも影響を与えかねない．治療者や援助者は，ASやAD/HDの子どもと接していく際に，その発達的な障害の特徴を早期に把握し，治療，養育や援助における適切なアドバイスを適切な時期に行い，まずは障害における一次的な障害の負担を少しでも軽くし，また一次的な障害より派生してくる二次的な情緒や行動的な問題に対処し，リスクを少なくしていくことが望まれる．

参考文献

1) 「精神科治療学」編集委員会：小児・思春期の精神障害治療ガイドライン．星和書店，2001．
2) 「精神科治療学」編集委員会：AD/HD関連論文集．星和書店，2007．
3) 「精神科治療学」編集委員会：アスペルガー症候群論文集．星和書店，2007．
4) 中根 晃：発達障害の臨床．金剛出版，1999．

25. 老年期の精神科臨床：認知症とうつ病

福岡大学医学部精神医学教室　尾籠晃司

　老年期の精神科臨床において他の年齢層と大きく違う点は，認知症，せん妄を主とする器質性疾患が多い点である。また，機能性の疾患に関しても老年期特有の心理社会的変化を背景として，病状が修飾されていることが多い。治療においては薬物の用い方に特別の配慮が必要である。

　これらを念頭にふまえて，この章では老年期の器質性疾患の代表として認知症，機能性疾患の代表としてうつ病を取り上げ解説する。

A. 認知症の概念と診断

　認知症（dementia）は「いったん正常に発達した知的機能が持続的に低下し，記憶や理解，判断などの認知機能の障害があるために社会生活に支障をきたすようになった状態」と定義される。認知症は高齢になるほど有病率が増加する疾患であるため，人口の高齢化と共に増加し続けている。2005年で65歳以上の7.8％にあたる約189万人が認知症とされているが，今後現在の2倍程度にまで増加すると考えられている。

　認知症の診断に最も重要であるのは，患者の知的機能が元々のレベルと比べて明らかに低下していることを確認することである。テストで何点だからというような絶対的，定量的な判断はできない。まず，元々の患者の知的レベルを推測する。これには学歴，職歴などの情報が不可欠である。次に，スクリーニングテストである改訂長谷川式簡易知的機能評価スケール（HDS-R）やMini-Mental State Examination（MMSE）を用いて，現在の知的機能を評価する。さらに家族から最近の患者の生活の情報を収集する。これらを考え合わせ，元々のレベルから明らかに低下したかどうか総合的に判断する。

B. 認知機能の検査

　認知症のスクリーニングテストとしてはHDS-Rが普及しており，記銘力，見当識など認知症の基本的な症状を10分程度でチェックすることができる。認知症の初期には3単語の遅延再生，時間見当識の設問がまずできなくなることが多い。構成障害を調べる方法としては，立方体の模写をしたり，時計描画テストを行ったりするのが有用である。手指で，狐や鳥の羽の形をまねさせる方法も有用である。

　症状があるにもかかわらずスクリーニングテストでは高得点で異常が明らかにならない場合は，より詳細に知的機能を調べる必要がある。包括的な記憶検査であるウェクスラー記憶検査（WMS-R）や知能検査であるウェクスラー知能検査（WAIS-R, WAIS-Ⅲ）などを用いる。

C. 認知症の原因疾患

　多くの疾患が認知症の原因となりうるが，最低限鑑別すべき疾患は表1に示す疾患である。鑑別診断のために必要な検査を表2に示す。まず，採血検査にて鑑別できるものがいくつかあり，それらは治療可能な疾患であるため，これらの検査を行う。進行麻痺は梅毒

表1. 認知症の主な原因疾患

（1）脳血管障害（脳血管性認知症）
（2）神経変性疾患
　　　アルツハイマー型認知症
　　　レビー小体型認知症
　　　ピック病（前頭側頭型認知症）など
（3）その他の原因疾患
　　　甲状腺機能低下症
　　　ビタミンB_{12}欠乏
　　　進行麻痺（梅毒）
　　　慢性硬膜下血腫
　　　正常圧水頭症

表2. 認知症の診断において行うべき検査

・スクリーニングテスト
　改訂長谷川式簡易知的機能評価スケール
　（HDS-R）
　またはMini-Mental State Examination
　（MMSE）
・血液検査（大球性貧血の有無など）
・血液生化学検査（肝機能，腎機能，血糖，脂質，CRPなど）
・血清梅毒反応
・甲状腺機能検査（freeT4, TSH）
・頭部CT（またはMRI）

による認知症であり，治療可能であるため見逃してはならない．甲状腺機能低下症により認知症の状態を起こすこともまれにあるためfreeT4, TSHは測定しておく．ビタミンB_{12}欠乏症による認知症は胃切除後のビタミンB_{12}吸収障害の状態などにみられるが，血液検査で大球性貧血がみられることにより推測できる．

他に治療可能な認知症として正常圧水頭症がある．認知症に加え，特有の歩行障害と失禁を認める．MRIで特徴的な所見を認めた場合は，脳神経外科にて手術の適否の検討をする必要がある．慢性硬膜下血腫も頻度の高い疾患であるため疑われる場合は画像診断が必須である．

以下に主な原因疾患ごとの診断，治療について述べる．

1. アルツハイマー型認知症 （Alzheimer's disease ： AD）

認知症の原因として最も多く，50％以上を占めるとされている．ADの症状は，記憶障害，見当識障害から始まり，視空間失認や構成失行を伴うことが多い．物盗られ妄想もよくみられる．初期にはうつ状態がみられることもある．MRIではびまん性の萎縮とされ，特に海馬周辺の萎縮，側脳室下角の開大が所見としてあげられるが，初期には萎縮が明らかでないことも多い．脳血流シンチグラフィー（SPECT）では側頭，頭頂葉の血流低下が特徴的である．より早期においては，帯状回後部および楔前部の血流低下が特徴とされる．これらの画像診断はあくまで補助的なものであり，絶対的な基準はない．たとえば，萎縮がないのでADが否定されるなどということは決してないので注意を要する．

ADの原因に関しては，一部に遺伝子変異による家族性の症例が認められるが，大部分の症例に関しては原因不明である．危険因子として加齢，アポリポ蛋白E遺伝子の遺伝子多型の1つである ε4 が明らかとなっているが，たとえば食生活のような予防につながる危険因子に関してはまだ定説がない．

ADの確定診断は剖検によるしかないため，臨床診断は，他の認知症をきたす疾患を除外することが主体となる．除外すべき疾患は数多くあるが，主な疾患は表1に示した．

ADの治療薬として現在日本で認可されて

いる薬物はアセチルコリンエステラーゼ阻害薬であるドネペジル（アリセプト®）のみである。根本的治療薬ではないが，患者の認知機能を統計学的に有意に改善し，服用開始時の認知機能を1年程度は維持することができるとされている。副作用としてはコリン作動性の副作用であり，悪心，嘔吐，下痢，食欲不振が主である。

2. 脳血管性認知症（Vascular dementia：VD）

ADの次に多いのは血管性認知症（VD）であり，認知症の約30％を占めるとされている。VDは急激な発症，階段状の悪化などの経過，局所神経症候などが特徴とされているが，実は徐々に進行し，神経学的異常のみられない症例も多いため，画像検査なしでのADとの鑑別は困難である。最低限頭部CTを行う必要があり，できればさらに有用なMRIを行いたい。脳血管障害があれば即VDと診断するのではなく，その部位と範囲を充分考慮した上でVDの診断は下す必要がある。治療はすでにある症状に対してはリハビリテーションを，今後の進行の予防としては高血圧症，糖尿病，高脂血症，心臓病などの基礎疾患の治療を行う。VDは意欲低下をきたすことが多いため，身体的にも廃用症候群を起こしやすいので，積極的なリハビリテーションを行うことにより機能低下を防ぐ必要がある。

3. ピック病（前頭側頭葉変性症 frontotemporal lobar degeneration：FTLD）

ADと鑑別を要する疾患にピック病（前頭側頭葉変性症，さらにそれを3つのタイプに分けたうちの1つである前頭側頭型認知症 frontotemporal dementia）がある。用語が確立していない問題があるが，詳しくは診断基準などを参照されたい。症状は人格変化が著明で，反社会的・脱抑制的言動で問題になることが多い。意欲低下のため，うつ病と間違われることもある。言語は発語が減り滞続言語もみられる。無関心，共感欠如が目立ち，病識は欠如している。比較的初期から失禁がみられる。常同行動もみられ，介護に苦労することが多い。ADと対照的に記憶，視空間機能は比較的保たれる。MRIでは前頭側頭葉の萎縮，SPECTでは前頭側頭葉の血流低下をみることが多い。一部にタウ蛋白遺伝子の異常による家族性の症例があるが，大部分は原因不明で根本治療はない。常同行動に対しては抗うつ薬のSSRIが有効とされている。

4. Lewy小体型認知症（Dementia with Lewy Bodies：DLB）

Lewy小体型認知症（DLB）の症状はADと似ており，従来は区別できていなかったが，近年臨床的にも区別されるようになり，診断基準も作成されている。臨床症状は幻視，パーキンソニズム，認知機能の変動などが特徴的である。画像検査では，SPECTにて後頭葉の血流低下を認めることが特徴的である。DLBでは精神症状に対して抗精神病薬を用いた際にパーキンソニズムなどの副作用が出やすいことが特徴であり，治療が困難である。AD治療薬のドネペジルはDLBにおいても有効であることがわかってきている。

D. 認知症の治療

認知症の臨床症状は認知機能障害である中核症状と，周辺症状としての多彩な精神症状・問題行動とに分けられる。近年，認知症患者に伴う知覚や思考内容，気分あるいは行動の障害について behavioral and psychological symptoms of dementia（BPSD，認知症の行動心理学的症候）という用語が用いられ，

認知機能障害から独立した症状として理解されている。

中核症状はすべての患者にみられ、その病状の進行とともに悪化するのに比べ、BPSDは、すべての患者にみられるわけではなく、認知症の進行とともに重症になるわけでもない。

認知機能を直接改善することが認められている薬物は、AD治療薬のドネペジルのみであるが、効果は限定的であり、長期的には症状は徐々に進行するものである。薬物療法と同時に家族への指導、デイケアなどのリハビリテーションを行うことが重要である。

医療者の役割として、認知症のそれぞれの疾患の性質、今後の見通し、そのために家族がなすべきことなどを教育していくことが重要である。疾患の症状の特徴に関する医学的な説明を聞いて納得し、また今後起こりうる症状を聞くことで余裕を持って対応することができるようになる家族は多い。また、同時に介護サービスなど社会資源の適切な利用法を家族に指導し、家族自身の負担を減らす工夫をしてもらうことも重要である。家族自身が介護からときどき自由になる機会を持つことで、家族は質のよい介護が続けられる。

BPSDに対しては環境調整などの非薬物療法を第一選択とすべしと現在推奨されているが、抗精神病薬などの薬物を用いて治療を行うことも一般的に行われている。副作用の問題などからその使用について警告する意見もある。抗精神病薬には副作用としてパーキンソン症状、過鎮静がしばしばみられ、転倒などの原因になる場合がある。やむを得ず薬物を用いる場合は、これらを考慮し、治療により副作用を上回る利益を本人や家族が得られるかということを検討しながら慎重に用いる必要がある。また、投与期間が長期にならないよう常に気をつける必要がある。抗精神病薬以外にも不安や不眠に対して抗不安薬や睡眠導入剤も使用されるが、いずれも筋弛緩作用があり、また意識レベルの低下を起こしやすい。その結果として転倒およびせん妄を起こしやすいことに注意が必要である。

E. 老年期のうつ病

うつ病の一般的な説明は17章を参照されたい。老年期のうつ病においては、青壮年のもしくは典型的なうつ病と比べて症状に少し違いがあり、治療においても老年期特有の問題を考慮する必要があるためここで説明を加える。

症状の特徴は抑うつ気分よりも身体症状の訴えが目立つことである。多くはいわゆる不定愁訴の形をとり、時に過度の心気的状態を呈し、また強い焦燥感がみられることもある。抑制が軽いためにうつ病であることがわかりにくいことも多い。自発的には抑うつを訴えず、いろいろな身体症状を心気的に訴えるが、身体には病気はないという、いわゆる仮面うつ病の形をとることも多い。心気妄想などの形で妄想を形成することも多い。薬物に治療抵抗性であり、遷延化しやすい面もある。

老年期のうつ病の原因は、青壮年と同様に遺伝負因や病前性格などの内因的要素も関与しているが、それ以外の外因的要素も複合して関わっていることが多いとされている。外因としては、たとえば社会・心理的要因として社会的役割の消失、配偶者の死、友人の喪失など、身体疾患として脳血管障害などの器質性脳病変の影響などが挙げられる。うつ病は一般的には負荷状況で発症することが多いが、老年期においては脱負荷状況が誘因となることも多い。たとえば、定年、引退、子どもの自立などの脱負荷状況において人は役割を喪失し、それまでの生き方を変えなければいけないわけであるが、自己の役割意識へのこだわりが強かったり、生きる姿勢の柔軟さが消失している場合はその状況がうつ病の誘因

となることがある。治療においては，SSRI，SNRIなどの抗うつ薬による薬物療法を行うことが一般的であるが，それだけで改善することは少なく，環境調整が重要である。高齢者では元々の性格の尖鋭化，思考の柔軟性の消失がみられるため周囲が本人に合わせる必要性があるわけであるが，そのような高齢者の心理の理解を家族に求め，支えとなってもらう，場合によっては住む場所のことを検討してもらう，本人の日常の活動性を保つ工夫としてデイサービスの利用なども検討するなどのことを行う。長期的には本人に今までのパターンを脱する生き方の工夫をしてもらう，趣味の世界の開拓や，運動への新たな取り組みをしてもらうなどの働きかけをして行く。

老年期のうつ病においては，うつ病の症状のために認知症と区別しにくい状態を呈することがあり，仮性認知症と呼ばれる。うつ病と認知症の鑑別は時として困難であり，以下の3つの場合を常に念頭においておく必要がある。

①うつ病で仮性認知症を呈している状態
②うつ病が認知症の初期症状として現れている状態
③うつ病と認知症が合併している状態

診断困難なケースについては，いずれの場合もあり得ることを考えながら治療していく必要がある。たとえば，うつ病が改善していても，長期的には認知症に移行する場合がある可能性を頭に置いておく。

参考図書

1) 日本認知症学会 編：認知症テキストブック．中外医学社，2008．
2) 日本老年精神医学会 編：老年精神医学講座；総論および各論．ワールドプランニング，2004．
3) 斎藤正彦：親の「ぼけ」に気づいたら．文藝春秋，2005．
4) 上島国利，朝田 隆 編：老年期精神障害．精神科臨床ニューアプローチ6．メジカルビュー社，2005．

索　引

A
アカシジア ……………**57**,**72**
アスペルガー症候群 ………**105**
アドヒアランス ……………83
アルコール依存症 ……75,94,**95**
アルコール患者匿名会 alco-
　holics anonymous（AA）…97
アルコール関連精神障害 …94
アルコール幻覚症 …………96
アルツハイマー型認知症 …111
APA（米国精神医学会）の治
　療ガイドライン …………82

B
曝露反応妨害法 ……………84
病識 …………………………10,71
病前性格 ……………………8,74
病的酩酊 ……………………94
米国精神医学会の精神障害の
　診断と分類の手引き ……76
ベンゾジアゼピン …………103
ベンゾジアゼピン系抗不安薬
　………………………………82
BPD …………………………90
　―の家族支援 ……………93
　―の個人精神療法 ………93
　―の心理教育的アプローチ
　………………………………92
　―のマネージメント ……90
　―の薬物療法 ……………92
BPSD ………………………112

C
遅延症状 ……………………74
知的能力 ……………………10
知能検査 ……………………27
治療計画 ……………………40
治療契約 ……………………17

D
脱水 …………………………103
断酒会 ………………………97
道徳療法 ……………………39
ドパミン仮説 ………………69
DIC …………………………103
DSM-IV ……………………76

F
不安 …………………………81
フィードバック ……………27
不活発型せん妄 ……………99
複雑酩酊 ……………………94
賦活症候群 …………………83

G
外傷後ストレス障害 ………76
外来治療 ……………………12
がん患者の精神状態 ………102
逆向健忘 ……………………10
群発自殺 ……………………**67**
幻覚 …………………………69,70
幻覚・妄想状態 ……………**55**,**99**
言語化 ………………………**58**
言語的コミュニケーション …33
幻聴 …………………………69,70
限度額適用認定証 …………52
現病歴 ………………………7
がん …………………………**102**

がん医療 ……………………102

H
発達障害 ……………………**105**
ハローワーク ………………53
非言語的コミュニケーション
　………………………………33
貧困妄想 ……………………74
法定後見 ……………………53
保護者 ………………………47
保護者選任の手続き ………48

I
異常酩酊 ……………………94
医薬原性精神障害 …………101
医療観察制度 ………………50
医療保護入院 ………………49,63
陰性感情 ……………………18,19
インフォームド・コンセント
　………………………………10,17,27
ICD-10 ……………………76

J
ジアゼパム …………………96
ジェノグラム ………………10
自我意識 ……………………71
事故傾性 ……………………65
自殺の意図の確認 …………**66**
自殺企図 ……………………**62**
自殺のポストベンション …**67**
自殺のリスク ………………65
自殺のリスク因子 …………**65**
自傷行為 ……………………**58**
自傷他害 ……………………49

実存的苦痛 ……………103	軽減因子 ………………7	入眠障害 ………………74
ジッタリング …………83	傾聴 ……………………**58**	任意後見 ………………53
重度障害者医療費支給制度…52	健忘症候群 ……………10	任意入院 ………………48
熟眠障害 ………………74	抗うつ薬 ……………23,75	認知行動療法 …………84,88
受診動機 ………………7	高額療養費制度 ………51	認知症 …………………75,**110**
循環気質 ………………8,74	高カルシウム血症 ……103	認知障害 ………………71
循環病質 ………………77	後期離脱症候群（大離脱）…95	認知療法 ………………75
ジョブコーチ …………53	抗コリン薬 ……………103	脳血管性認知症 ………112
自立支援医療精神通院医療…51	抗酒剤 …………………97	
人格検査 ………………28	甲状腺機能低下 ………75	**O**
	構成障害 ………………110	応急入院 ………………49,63
K	抗精神病薬 ……………23,72,77	オピオイド ……………103
解釈モデル ……………88	向精神薬 ………………20	
過換気発作 ……………**56**	行動パターン …………42	**P**
仮性認知症 ……………114	行動療法 ………………75	パーソナリティ障害
家族力動 ………………8	抗不安薬 ………………24	……………75,76,80,90
家族歴 …………………8	古典的神経症概念 ……79	パニック障害 …………76
カタルシス ……………**15**,16,18	古典的診断分類 ………79	パニック発作 …………**56**,**81**,84
仮面うつ病 ……………113	コミュニケーション技術 …33	ピック病 ………………112
環境調節 ………………18	コンサルテーション …**98**	PSW ……………………36,72
観察する自我 …………15	Korsakoff症候群 ………10,96	
患者心理の理解 ………11		**R**
患者を自殺で失った治療者…68	**L**	ライフ・チャート ……10
感情鈍麻 ………………71	Lewy小体型認知症 ……112	ラポール ………………15
感情の平板化 …………69		リエゾン ………………**98**
感染 ……………………103	**M**	リバウンド症状 ………82
肝不全 …………………103	慢性疼痛 ………………76	療育 ……………………106
緩和ケア ………………**102**	酩酊 ……………………94	連合弛緩 ………………70
緩和ケアチーム ………102	メランコリー親和型 …74	
気分安定薬 ……………24,77	妄想 ……………………69,70	**S**
気分障害（うつ病，躁うつ病）	妄想気分 ………………70	サイアミン ……………96
……………………**41**	妄想状態，幻覚 ………**55**	作業療法 ………………**39**,72
記銘障害 ………………10	妄想知覚 ………………70	作業療法活動 …………**40**
急性アルコール中毒 …95	妄想着想 ………………70	サポーティブな関係性 …84
境界性パーソナリティ障害…90	morning depression …74	三環系抗うつ薬 ………75
共感 ……………………**58**		四環系抗うつ薬 ………75
強迫性障害 ……………76	**N**	思考制止 ………………10
緊急措置入院 …………63	ニコチン酸 ……………96	思考途絶 ………………10,70
クレッチマー …………74,77	入院治療 ………………13	支持的精神療法 ………84

索　引

A
アカシジア ……………**57**,72
アスペルガー症候群 ………**105**
アドヒアランス ……………83
アルコール依存症 ……75,94,**95**
アルコール患者匿名会 alcoholics anonymous（AA）…97
アルコール関連精神障害 …94
アルコール幻覚症 …………96
アルツハイマー型認知症 …111
APA（米国精神医学会）の治療ガイドライン ………82

B
曝露反応妨害法 ……………84
病識 ……………………10,71
病前性格 …………………8,74
病的酩酊 ……………………94
米国精神医学会の精神障害の診断と分類の手引き ……76
ベンゾジアゼピン …………103
ベンゾジアゼピン系抗不安薬
　　　　　　　　……………82
BPD ……………………90
　―の家族支援 ……………93
　―の個人精神療法 ………93
　―の心理教育的アプローチ
　　　　　　　　……………92
　―のマネージメント ……90
　―の薬物療法 ……………92
BPSD …………………112

C
遅延症状 ……………………74

知的能力 ……………………10
知能検査 ……………………27
治療計画 ……………………40
治療契約 ……………………17

D
脱水 …………………………103
断酒会 ………………………97
道徳療法 ……………………39
ドパミン仮説 ………………69
DIC …………………………103
DSM-Ⅳ ……………………76

F
不安 …………………………81
フィードバック ……………27
不活発型せん妄 ……………99
複雑酩酊 ……………………94
賦活症候群 …………………83

G
外傷後ストレス障害 ………76
外来治療 ……………………12
がん患者の精神状態 ………102
逆向健忘 ……………………10
群発自殺 ……………………**67**
幻覚 ………………………69,70
幻覚・妄想状態 ………**55**,99
言語化 ………………………**58**
言語的コミュニケーション …33
幻聴 ………………………69,70
限度額適用認定証 …………52
現病歴 ………………………7
がん …………………………**102**

がん医療 ……………………102

H
発達障害 ……………………**105**
ハローワーク ………………53
非言語的コミュニケーション
　　　　　　　　……………33
貧困妄想 ……………………74
法定後見 ……………………53
保護者 ………………………47
保護者選任の手続き ………48

I
異常酩酊 ……………………94
医薬原性精神障害 …………101
医療観察制度 ………………50
医療保護入院 ……………49,63
陰性感情 …………………18,19
インフォームド・コンセント
　　　　　　　　……10,17,27
ICD-10 ……………………76

J
ジアゼパム …………………96
ジェノグラム ………………10
自我意識 ……………………71
事故傾性 ……………………65
自殺の意図の確認 …………**66**
自殺企図 ……………………62
自殺のポストベンション …**67**
自殺のリスク ………………65
自殺のリスク因子 …………**65**
自傷行為 ……………………**58**
自傷他害 ……………………49

実存的苦痛 …………………103	軽減因子 ……………………7	入眠障害 ……………………74
ジッタリング ………………83	傾聴 …………………………**58**	任意後見 ……………………53
重度障害者医療費支給制度…52	健忘症候群 …………………10	任意入院 ……………………48
熟眠障害 ……………………74	抗うつ薬 …………………23,75	認知行動療法 ……………84,88
受診動機 ……………………7	高額療養費制度 ……………51	認知症 …………………75,**110**
循環気質 ……………………8,74	高カルシウム血症 …………103	認知障害 ……………………71
循環病質 ……………………77	後期離脱症候群（大離脱）…95	認知療法 ……………………75
ジョブコーチ ………………53	抗コリン薬 …………………103	脳血管性認知症 ……………112
自立支援医療精神通院医療…51	抗酒剤 ………………………97	
人格検査 ……………………28	甲状腺機能低下 ……………75	**O**
	構成障害 ……………………110	応急入院 …………………49,63
K	抗精神病薬 ………23,72,77	オピオイド …………………103
解釈モデル …………………88	向精神薬 ……………………20	
過換気発作 …………………**56**	行動パターン ………………42	**P**
仮性認知症 …………………114	行動療法 ……………………75	パーソナリティ障害
家族力動 ……………………8	抗不安薬 ……………………24	………………75,76,80,90
家族歴 ………………………8	古典的神経症概念 …………79	パニック障害 ………………76
カタルシス …………**15**,16,18	古典的診断分類 ……………79	パニック発作………**56,81,84**
仮面うつ病 …………………113	コミュニケーション技術 …33	ピック病 ……………………112
環境調節 ……………………18	コンサルテーション ………**98**	PSW …………………………36,72
観察する自我 ………………15	Korsakoff症候群…………10,96	
患者心理の理解 ……………11		**R**
患者を自殺で失った治療者…68	**L**	ライフ・チャート …………10
感情鈍麻 ……………………71	Lewy小体型認知症 ………112	ラポール ……………………15
感情の平板化 ………………69		リエゾン ……………………**98**
感染 …………………………103	**M**	リバウンド症状 ……………82
肝不全 ………………………103	慢性疼痛 ……………………76	療育 …………………………106
緩和ケア ……………………**102**	酩酊 …………………………94	連合弛緩 ……………………70
緩和ケアチーム ……………102	メランコリー親和型 ………74	
気分安定薬 ………………24,77	妄想 …………………………69,70	**S**
気分障害（うつ病，躁うつ病）	妄想気分 ……………………70	サイアミン …………………96
………………………………41	妄想状態，幻覚 ……………**55**	作業療法 …………………**39**,72
記銘障害 ……………………10	妄想知覚 ……………………70	作業療法活動 ………………**40**
急性アルコール中毒 ………95	妄想着想 ……………………70	サポーティブな関係性 ……84
境界性パーソナリティ障害…90	morning depression ………74	三環系抗うつ薬 ……………75
共感 …………………………**58**		四環系抗うつ薬 ……………75
強迫性障害 …………………76	**N**	思考制止 ……………………10
緊急措置入院 ………………63	ニコチン酸 …………………96	思考途絶 …………………10,70
クレッチマー ……………74,77	入院治療 ……………………13	支持的精神療法 ……………84

下田光造 …………………74,77	精神科リハビリテーション …43	注意欠如・多動性障害（AD/HD）………………………**107**
社会適応訓練事業（職親）…43	精神障害者授産施設 ………43	
社会復帰 …………………43	精神障害者生活訓練施設（援護寮）………………………43	低酸素血症 …………………103
社会復帰促進事業（社会復帰施設相談窓口）……………43		テストバッテリー …………25
	精神障害者福祉工場 ………43	テレンバッハ ………………74
執着 ………………………77	精神障害者福祉ホーム ……43	てんかん気質 ………………8
執着気質 …………………8,74	精神障害者保健福祉手帳 …52	統合失調気質 ………………8
主訴 ………………………6	精神通院医療，自立支援医療 ………………………………51	統合失調症 …………9,**41**,69,75
障害認定日 ………………52		当直 …………………………55
障害年金 …………………52	精神分析療法 ………………84	疼痛性障害 …………………99
小規模作業所 ……………43	精神保健指定医 ……………47	大量服薬 ……………………**59**
焦燥感 ……………………67,74	精神保健福祉士（PSW）…36,72	
職場適応訓練 ……………53	精神保健福祉法 ……………46	**U**
支離滅裂 …………………10	精神療法 ……………………103	迂遠 …………………………10
新規抗精神病薬 …………72,77	成年後見制度 ………………53	うつ状態 ……………………74
神経症 ……………………75,80	せん妄 ………………………98,103	うつ病 ……………9,**74**,77,102,113
神経症症状 ………**80**,80,81	双極性感情障害 ……………76	うつ病期 ……………………77
神経症性障害 ……………79	早期離脱症候群（小離脱）…95	うつ病相 ……………………41
神経症性性格 ……………8	早朝覚醒 ……………………74	
神経性大食症 ……………76	躁病 …………………………9	**W**
振戦せん妄 ………………95	躁病相 ………………………42	Wernicke 脳症 ………………96
身体依存 …………………95	措置症状 ……………………49	WHO 世界保健機関の国際疾病分類 ……………………76
身体表現性障害 …………86,99	措置入院 ……………………49,52	
心理教育 …………………72	SSRI の副作用 ………………83	**Y**
心理査定 …………………27	SNRI（セロトニン・ノルアドレナリン再取り込み阻害薬）………………………75	抑うつ状態 …………………99
心理的視野狭窄 …………**65**		抑うつ神経症 ………………76
心理療法 …………………75		予後 …………………………77
遂行能力 …………………71	SSRI（選択的セロトニン再取り込み阻害薬）………75,82	予診 ………………………**6**,10
錐体外路症状 ……………72		
睡眠障害 …………………99	SST…………………………72	**Z**
生育歴 ……………………8		罪業妄想 ……………………74
生活保護 …………………52	**T**	頭蓋内病変 …………………103
生活歴 ……………………8,10	対人関係パターン …………42	前向健忘 ……………………10
制止症状 …………………74	対人関係療法 ………………75	前頭側頭型認知症 …………112
精神依存 …………………95	耐性 …………………………96	前頭側頭葉変性症 …………112
精神運動興奮 ……………77	単極うつ病 …………………74	増悪因子 ……………………7
精神科救急 ………………61	単純酩酊 ……………………94	
精神科デイケア …………44	チーム医療 …………………43	

編著者紹介

西村 良二（にしむら りょうじ）

【学歴・職歴】
- 1949年　福岡県に生まれる
- 1975年　九州大学医学部　　　　　　　　卒業
- 1975年　福岡大学医学部精神医学教室　　入局
- 1989年　広島大学総合科学部　　　　　　助教授
- 1995年　広島大学医学部保健学科　　　　教授
- 1999年　福岡大学医学部精神医学教室　　教授

【学会および社会活動】
- 日本精神神経学会　　　　　評議員
- 日本児童青年精神医学会　　理事
- 日本社会精神医学会　　　　理事
- 日本臨床精神神経薬理学会　評議員

【専攻】　臨床精神医学・精神分析学・児童思春期精神医学

【主要著訳書】
- 解離性障害 新現代精神医学文庫（新興医学出版社）
- 医療・看護・メンタルヘルスの心理学（ナカニシヤ出版）
- 心理面接のすすめ方（ナカニシヤ出版）
- よくわかる精神医学1　精神病編（ナカニシヤ出版）
- よくわかる医療系の心理学Ⅰ（ナカニシヤ出版）

©2009　　　　　　　　　　　第1版発行　2009年9月12日

研修医のための
精神科診療の実際

（定価はカバーに表示してあります）

|検印省略|

編　著　西村　良二
発行者　服部　治夫
発行所　株式会社 新興医学出版社
〒113-0033 東京都文京区本郷6丁目26番8号
電話　03(3816)2853　　FAX　03(3816)2895

印刷　株式会社 藤美社　　ISBN978-4-88002-691-6　　郵便振替　00120-8-191625

- 本書の複製権・上映権・譲渡権・公衆送信権（送信可能化権を含む）は株式会社新興医学出版社が保有します。
- JCOPY 〈(社)出版者著作権管理機構 委託出版物〉
  本書の無断複写は著作権法上での例外を除き禁じられています。複写される場合は、そのつど事前に(社)出版者著作権管理機構（電話 03-3513-6969、FAX 03-3513-6979、e-mail : info@jcopy.or.jp）の許諾を得てください。